古醫籍稀見版本影印存真文庫

秘傳眼科七十二症全書

明·袁學淵編

中醫古籍出版社
Publishing House of Ancient Chinese Medical Books

图书在版编目（CIP）数据

秘传眼科七十二症全书 /（明）袁学渊编 .— 北京：中医古籍出版社，2015.9（2023.11 重印）

（古医籍稀见版本影印存真文库）

ISBN 978-7-5152-0857-2

Ⅰ . ①秘… Ⅱ . ①袁… Ⅲ . ①中医五官科学—眼科学—中国—古代 Ⅳ . ① R276.7

中国版本图书馆 CIP 数据核字（2015）第 093446 号

古醫籍稀見版本影印存真文庫

秘傳眼科七十二癥全書　明 · 袁學淵　編

責任編輯　黄　鑫
封面設計　張雅娣
出版發行　中醫古籍出版社
社　　址　北京市東城區東直門内南小街 16 號（100700）
電　　話　010-64089446（總編室）010-64002949（發行部）
網　　址　www.zhongyiguji.com.cn
印　　刷　北京市泰鋭印刷有限責任公司
開　　本　850mm × 1168mm　32 開
印　　張　7.25
字　　數　86 千字
版　　次　2015 年 9 月第 1 版　2023 年 11 月第 3 次印刷
書　　號　ISBN 978-7-5152-0857-2
定　　價　29.00 圓

國家古籍出版

專項經費資助項目

據中國中醫科學院圖書館藏鮑氏抄本影印原書無框高二五零毫米寬一三零毫米

出版説明

中醫藥學是中華民族優秀傳統文化的重要組成部分，是我國醫學科學的特色，也是生命科學中具有自主創新優勢的領域。歷代存留下來的中醫典籍是我國寶貴的文化遺産，其承載着中華民族特有的精神價值、思維方法、想象力和創造力，是中醫藥科技進步和創新的源泉。對中醫古籍進行保護與整理，即是保護了我國全部古籍中的一個重要的組成部分。

《古醫籍稀見版本影印存真文庫》在全面調查現存古醫籍版本情况的基礎上，遴選出五十餘種具有較高學術價值、文獻價值的古醫籍，對其稀見的版本進行搶救性地挖掘整理，其内容涵蓋中醫臨床内、外、婦、兒、針灸、五官各科及基礎理論等領域。這些版本多爲亟待搶救的瀕危版本、珍稀版本、孤本、善本，或者曾經流傳但近幾十年來世面上已很難見到的版本，屬於讀者迫切需要掌握的知識載體，具有較大的出版價值。爲方便讀者閲讀與使用，本叢書整理者對所遴選古籍的版本源流及存世狀況進行了考辨，撰寫了提要，簡介了作者生平，評述了著作的學術價值；爲避免在整理過程中出現各種紕漏，最大限度地保留文獻原貌，我社決定採用影印整理出版的方式。

此次所選書目具有兩個特點：一是以學術性和實用性兼顧爲原則，選擇凝結歷代醫藥學家獨到理論精粹及豐富臨床經驗的精品力作，突出臨證實用，并且充分注重各類中醫古籍的覆蓋面，除了喉科之外，其余各類均有涉及；二是選擇稀見版本，影印出版，不僅可以避免目前市場上古籍整理類書籍魚目混雜、貽誤后學之弊，而且能够完整地體現歷史文獻的真實和完整性，爲讀者研習中醫提供真實的第一手資料。該叢書對於保護和利用中醫藥古籍，發揚和傳承中醫藥文化，更好地爲中醫藥科研、臨床、教學服務具有重大的意義。

我社自二十世紀八十年代成立以來，陸續出版了大型系列古籍叢書，影印的有《中醫珍本叢書》《文淵閣四庫全書醫家類》《北京大學圖書館館藏善本醫書》《海外回歸中醫古籍善本集萃》《中醫古籍孤本大全》等，自出版后廣受學界和藏書機構歡迎。實踐證明，以影印爲基礎進行文獻開發，不僅符合學術研究和收藏需要，而且操作性更强，對促進文獻批露意義重大。

在編輯過程中，我們遵循《古醫籍稀見版本影印存真文庫》的編輯規範，進行了嚴格地查重，并查核原書，爲每種圖書制作了新的書名頁，重新編目，讓讀者一目了然。爲了讓讀者真真切切感受古籍的原汁原味，我們對前言和目録均採用繁體竪排形式。需要説明的是，所收珍本中有缺卷或缺頁的情況，由於這些珍本基本上没有復本，我們没有進行配補，僅作了相應的標注，也留下了些許遺憾，敬請廣大讀者諒解。

中醫古籍出版社

二零一五年九月

前言

《秘傳眼科七十二症全書》，明代袁學淵（字晴峰）編纂，成書年代不詳，又名《秘傳眼科全書》。本書共六卷。卷一博採衆家之言，介紹眼科辨證論治基本方法，包括孫真人醫眼法、張仲安治眼法等。卷二主要介紹『五輪八廓』學說，後載眼科用藥十六類，收集《内經》以下有關論述，如目睛生理、五輪八廓理論、目疾致病之由、内外障之辨、陰陽氣血五臟虚實病機證候，以及眼科用藥宜例和藥性等。卷三至卷五詳細敘述了眼科七十二證，内障二十四證，各有圖説；外障四十八證，列圖五十幅，一圖一説，病證方治賦以歌訣，條理清晰，便於記誦。其中對於各種内障的金鍼撥障手法講求獨精，諸如進鍼部位、角度、分寸和進鍼時可能出現的情況、停鍼時間、鍼後攝護調養以及翳膜的顔色、形狀、厚薄、大小、粘連程度等都作了細緻深入的介紹。關於外障之論述則多取自《銀海精微》。卷六爲外治方八十九首，眼科常用之丸、散、膏、丹及點洗藥方，包括點眼、敷貼、摩頂、搐鼻、吹鼻、縛手、洗眼七種外治法，備極其詳。

本書圖文並茂，詳明實用。現存版本有日本貞享三年刻本、日本寬證三年刻本及抄本。過去國內少有傳本。我社影印所據仁和鮑氏據楊春榮綉棉本精抄者，字跡清晰秀麗，寫繪俱佳，惟間有蠹蝕和錯頁。如今之一七一頁爲原書之一八七頁，今之一八七頁爲原書之一八九頁，今之一八九頁爲原書之一九三頁，今之一九三頁爲原書之一七一頁，現據原書編次及上下文意予以改正，並加目録，以饗讀者。

中醫古籍出版社

目録

秘傳眼科七十二証全書一卷

武夷精眼科後學　晴峰袁學淵　輯著
潭城書林國仁齋　泰齋楊春榮　繡梓

○龍樹祖師論

人有兩眸、如天之有兩曜。乃一身之至寶。聚五臟之精華。其五輪者。應五行、八廓者、象八卦。凡所患者。或因過食五辛、多啖炙煿熱物麪膩之食。飲酒過度。房事無節、極目遠視。數看日月、頻撓心火。夜讀細字。月下觀書、抄寫多能。雕鏤細作。博奕休久。被烟火熏。注淚過多。剌頭出血。多若此者。俱散明之本、又有馳騁田獵。衝冒塵沙、日夜不息者。亦傷目之由。又於少壯之時、不自保惜。逮至年歲四十。以漸昏朦、故善榮衛者。總至中年。無事常須瞑目。勿使他視、非有要事。勿宜瞰閙。則雖老、而視不衰。大抵榮衛順。則斯疾無由而生。榮衛衰。則疾病多具矣。傷風冷、則淚出。虛煩、則昏朦。勞力、則眥赤、白仁腫、則肺家受毒。生瘡、則風熱侵肺。眼睛黃、乃酒傷於脾。血灌瞳仁、及赤色、俱是心家有熱。羞明見紅花，為肝邪；黑花，則腎虛；青花，膽有寒。五色花，為腎虛有熱，不可一槩而治。若虛不補而實不瀉，亦難收效。然上虛者，乃肝虛；下虛者，乃腎虛。肝虛，則頭暈耳聾目眩；腎虛，則虛壅生花，耳作蟬鳴。大宜補肝益腎。其有熱淚交流，兩瞼赤痛，乃肝之極熱。迎風有淚，為腎虛客熱。涼肝瀉腎，必得其宜。至於五臟，各以類推。虛則生寒，實則生熱。補瀉之間，須在參詳。毫釐之差，千里之謬。餘則無非有所觸動。或大病之後，所患不一。至於暴赤一症，多因泛熱衝上，或眠食失時，飽食近火得之。加以勞役，失於調攝，過食毒物，變成惡症。醫者不原本始，但知暴赤屬陽，或以散血之劑，或以涼心之藥，縱使退散，遂致脾胃受寒，飲食不進，頭目虛煩，五臟既虛，因成內障。亦有見其不進飲食，俾更服熱藥，遂致暴燥，熱氣上攻，昏澀眵淚，幾犯盛怒。辛若重勞，遂生弩肉。心氣不寧，風熱交併，變為攀睛，症狀不一，是為外障。又若讀書博奕等勞過度，名曰肝勞，不可但投以治肝之劑，及作他證治之，卒於罔效。惟須閉目珍護，不妄遠視，庶乎疾瘳。若夫患風疹者，必多眼暗，先攻其風，則暗自去。頃人胎前産後，用藥亦須避忌。小兒所患，切宜善治，惟畧加淋洗。披鐮鍼灸，端不可施。猶戒其用手頻揉，或因茲睛壞，至於莫救。以上諸症，專是科者，宜留意焉。

田仁齋銀海精微論

眼者，五臟六腑之精華，如日月麗天，著明而不可掩者也。其首尾赤皆屬心，其滿眼白睛屬肺，其烏睛圓大屬肝，其上下瞼胞屬脾，而中黑瞳一點如漆者，腎實主之。是雖五臟各有證印，然論其所主，則瞳仁之關係重焉。何以言之？目者，肝之外候也。肝取木，腎取水，水能生木，子肝母腎，焉有子母而能相離者哉。故肝腎之氣衝，則精彩光明；肝腎之氣乏，則昏矇暈眩。烏輪赤暈，刺痛浮漿，此肝熱也。胎生清淚，枯黄遶睛，此肝虚也。瞳仁開大，淡白偏斜，此腎虚也。瞳仁焦小，或帶微黄，此腎熱也。一虚一實，以此驗之。然人知肝腎之氣相依而行，孰知心者，神之舍，又所以爲肝腎之副焉。所謂一而二，二而一者也。何則？心主血，肝藏血，血熱衝發于目者，皆當清心凉肝。又不可固執水生木之説。夫眼者，輕膜裹水，照徹四方，遡源反本，非天一生水，又果孰爲之主宰乎。析而論之，則拘急牽颺。瞳青胞白。癢而清淚。不赤不痛。是之謂風眼。烏輪突起。胞硬腫紅。眵淚濕漿。裹熱刺痛。是之謂熱眼。眼渾而淚。胞腫而軟。上壅朦朧。酸澀微赤。是之謂氣眼。其或風與熱併。則癢而浮赤。風與氣摶。則癢澀昏沉。血熱交聚。故生淫膚、粟肉、紅縷、偷針之類。氣血不至。故有眇視、胞垂、雀眼、盲障之形。淡紫而隱紅者、為虛熱。鮮紅而妒赤者、為實熱。兩眥呈露生胬肉者、此心熱血旺。白睛紅膜如傘紙者、此氣滯血凝熱證。瞳仁內湧。白睛帶赤。冷證瞳仁青綠。白睛枯槁。眼熱經久。復為風冷所乘。則赤爛。眼中不赤。但為痰飲所注。則作疼。肝氣不順而挾熱。所以胞合。此外證之大槩然尔。然五臟不可缺一。脾與肺獨無預何耶。曰。白睛帶赤。或紅筋者。其熱在肺。上胞下瞼。或目唇間如疥點者。其熱在脾。脾主味也。五味之秀養諸中。則精華發見於其外。肺主氣也。水火升降。榮衛流轉。非氣孰能使之。前所謂五臟各有五證印者。於此又可推矣。雖然。眼之為患。多生於熱。其間用藥。大抵以清心涼肝。調血順氣為先。有如腎家惡燥。設遇虛證。亦不過以當歸地黃輩潤養之。輕用溫藥不可也。况夫肺熱發燥。肝有好潤。古方率用杏仁柿乾飴糖砂蜜為佐。果非潤益之意乎。至於退翳一節。尤關利害。凡翳起于肺家受熱。輕則朦朧。重則生翳。珍珠翳狀如未碎者易散。梅花翳狀如梅花瓣者難消。雖翳自熱生。然治法先退翳而後退熱者。謂熱極生翳。若先去赤熱。則血為之冰。而翳不能去。其有赤眼。與之涼藥過多。又且滌之以水。反掌而冰凝。眼特一團水耳。水性清澄。尤不可規規於點洗。喜怒失節。嗜欲無度。窮役目力。淚泣過傷。凌寒衝風。當暑冒寒。不避烟火。飲啖熱多。此皆患生於臟腑者也。專事點洗。可乎哉。惟須靜坐澄神。愛護目力。放懷息慮。心逸日休。調和飲食以養之。斟酌藥餌以平之。明察秋毫。斷可必矣。

病機敘論

內經曰。諸脈者。皆屬於目。目得血而能視。鍼經曰。五臟六腑。注於目而為之精。精之窠為眼。骨之精為黑眼。血之精為絡。其窠氣之精為白眼。肌肉之精則為約束。裹擷筋骨血氣之精而與脈并為系。上屬於腦。後出於項中。故邪中於項。因逢其身之虛。

其入深則隨眼系以入于腦。則腦轉。腦轉則引目系急。則目眩以轉矣。邪中其精。則精所中不相比也。則精散。精散則視歧。故目者五臟六腑之精。營衛魂魄之所常營也。神氣之所主也。故神勞則魂魄散。志意亂。是故瞳子黑眼發於陰。白眼赤脈發於陽。故陰陽合傳而精明也。目者心之使也。心者神之舍也。故精神亂而不轉。卒然見非常之處。精神魂魄散不相轉。故曰惑也。

目主肝心二臟為最要論

內經曰。東方青色。入通於肝。開竅于目。藏精於肝。又曰。人臥。血歸于肝。肝受血而能視。又云。肝氣通於目。肝和則目能辨五色而明矣。又云。心合脈。諸脈皆屬於目也。

目榮脾臟論

東垣曰。夫十二經脈。三百六十五絡。其血氣皆上走於面。而走孔竅。其清陽氣上散於目而為明。其氣走於耳而為聽。因心煩事冗。飲食失節。勞役過度。致脾胃虛弱。心火太盛。則百脈沸騰。血脈逆行。邪害孔竅。失明。則日月不明矣。夫五臟六腑之精氣。皆禀受于脾，上貫於目。脾者，諸陰之首也；目者，血脉之宗也。故脾虛則五臟之精氣皆失所司，不能歸明于目矣。心者，君火也，主人之神，宜静而安，相火化行其令。相火者，絡也，主百脈，皆榮于目。既勞役運動，勢乃妄行，又因邪氣所併而損血脈，故諸病生焉。凡醫者不理脾胃，乃養血安神，治標不治本，是不明正理也。

目病無非屬火論

内經曰：諸熱瞀瘛，冒氣（昧），逆衝上，目昧不明。諸痛瘡瘍，皆屬於火。河間云：目昧不明，目赤腫痛，翳膜眥瘍，皆為熱也。及目瞑，俗謂之眼黑，亦為熱也。然平白目無所見者，熱氣鬱之甚也。或言目昧為肝腎虛冷者，誤也。是以謂肝主於目，腎主於瞳神，故妄言目昧為虛冷也。然腎水冬陰也，虛則當熱；肝木春陽也，虛則當冷。腎陰肝陽，豈能同虛而為冷歟？或通言肝腎之中，陰實陽虛，而無由目昧也。豈冷妄謂肝腎之氣衰少，而不能至於目也。不知經言熱翳目瞑眼黑也，豈由寒爾？又如仲景言傷寒病熱極則不識人，乃目盲也。正理曰：由熱甚怫鬱于目而致之然也。然皮膚之汗孔者，謂氣液之孔竅也。一名氣門。謂洩氣之門也。一名腠理。謂氣液出行之腠道文理也。一名鬼門者。謂幽冥之門也。一名玄府者。謂玄微之府也。然玄府者。無物不有出入升降之道路門户也。經曰出入廢則神机化滅。升降息則氣力孤危。故非出入無以生長收藏。是以升降出入。無器不有。人之眼耳口鼻。一身神識。能為用者。皆由升降出入之通利也。有所閉塞者。不能為用也。若目無所見。耳無所聞。鼻不聞臭。舌不知味。筋痿骨痺。齒腐毛墮。皮膚不仁。腸不能滲洩者。悉由熱氣怫鬱。玄府閉密而致。氣液血脉。榮衛精神不能升降出入故也。各隨鬱結微甚。而察病之輕重。是知熱鬱于目。無所見也。故目微昏者。至近則轉難辨物。由目之玄府閉小也。如隔簾視物之象也。或視如蠅翼者。玄府有所閉合者也。或目昏而見黑花者。由熱氣盛而發之于目。亢則害。承乃制。而反出而目暗者。由熱甚而水化制之也。故經言厥則目無所見。夫人厥陽氣併于上。則火獨光也。陰氣併于下。則是獨冷也。夫一水不勝五火。故目昧而盲。是以衝風淚下而不止。風之中於目也。陽氣內守于睛。是火氣燔目。故見風泪下也。

目痛有二曰陰曰陽論

一曰目眥白仁痛，屬陽，故痛晝甚而夜輕，點苦寒藥，服辛苦發散之劑則效。經所謂白仁赤脉發于陽故也。陽主散，陽虛則眼楞急而為倒睫拳毛。二曰目珠黑眼痛，屬陰，故痛夜甚而晝輕，點苦寒藥，服發散劑則反劇。經所謂瞳仁眼法於陰故也。陰主歛，陰虛不歛，則瞳仁散大而為目昏眼暗。

運氣有三能致目赤論

一曰風助火鬱於上。經云：少陰司天之政，二之氣，陽氣布，風乃行，寒氣時至，民病目實目赤，氣鬱于上而熱。又云：少陽司天之政，初之氣勝乃搖，候乃大溫，其病氣于上，目赤是也。二曰火盛。經曰：火太過曰赫曦之紀，其病目赤。又云：火鬱之發，民病目赤心熱。又云：少陽司天之政，三之氣，炎暑至，民病熱中，聾瞑目赤。又云：少陽之勝，目赤是也。三曰燥邪傷肝。經云：歲金太過，燥氣流行，民病目赤。又云：陽明司天，火燥氣下臨，肝氣下從，脇痛目赤，是論。

外障須要分辨論

外障在睛外，有翳遮睛，如目痛，赤脉從上而下者，太陽病之類，須是隨証施治，如皺應樣。內障在睛裏，無翳而守睛，與不患之眼相似，惟瞳仁裏隱隱青白，無隱青白赤，亦有之也。此為內障，膏粱之變，滋味過也；氣血之盛，稟受厚也；元陽上炎，陰不濟也；邪入經絡，內無擊也。因生而化，因化而熱，熱為火，火性上炎。足厥陰肝為木，木生火，母妊子，子以淫勝，火發反剋，而肝開竅於目，故肝受剋而目亦受病也。其病眵多眊矂緊澀，赤脉貫睛，臟腑秘結者為重，重者，芍藥清肝散主之，通氣利中丸主之。眵多眊矂緊澀，赤脉貫睛，臟腑不秘結者為輕，輕者，減去硝黃，芍藥清肝散主之，黃連天花粉丸主之，少盛服通氣利中丸。目眶爛者，內服上藥，外以黃連爐甘石散收其爛處，兼以點眼春雪膏、龍腦黃連膏，洗以碧天丹，搐鼻碧雲散，攻其淫熱，反尅之法也。非膏粱之變，非氣血之盛，非元陽上炎，非邪入經絡，毋用此也。用此則寒凉傷胃，生意不上升，反為所害，害之豈不治而已也。噫！審諸。

風熱不制之病論

風動物而生於熱。譬以烈火焰而必吹。此物類感召。而不能違間者也。因熱而召。是為外來。久熱不散。感而自生。是為內發。內外為邪。惟病則一。淫熱之禍。條已如前。益以風邪為害。豈云纖小。風加頭痛。風加鼻塞。風加腫脹。（風加淨淚。）風加腦巔沉重。風加眉骨酸疼。有一於此。羌活勝風湯主之。風加癢。則以杏仁龍胆草泡散洗之。病者有此數証。或不服藥。或誤服藥。翳必隨之。而生翳如雲霧。翳如絲縷。翳如秤心。或一點。或三四點而致十點。翳如螺蓋者。為病久。不去。治不如法。至極而至也。若服寒涼藥過多。脾胃受傷。生意不能上升。漸而至也。然必要明經絡。庶能應手。翳凡自內眥而出者。為手太陽、足太陽之邪。治在小腸膀胱二經。加蔓荊子蒼朮。羌活勝風湯主之。自銳眥客主人而入者。為足少陽手少陽、手太陽受邪。治在膽與三焦、小腸三經。加龍膽草藁本。少加人參。羌活勝風湯主之。自目系而下者。為足厥、陰手少陰受邪。在肝心二經治之。加黃連倍加柴胡。羌活勝風湯主之。自低過而上者。為手太陽受邪、治在小腸經。加木通五味子羌活勝風湯主之。熱甚者。兼用治濕熱之藥。搐鼻碧雲散俱治。已上之證。大抵如開鍋蓋法。搐之隨効。戮力少而銳。宜不時用之以聚其功。非是者藥。而久者漸漸而復。漸復而又復可也。患于復者。即不治。今世醫用磨翳藥者有之。用手法揭翳者有之。噫。翳猶瘡也。要斯愈乎。醫者用此。非徒無益。增害尤甚。愚者受此。欣然而不誤。可嘆也哉。故置風熱不制之病治云。

七情五賊勞役饑飽之病論

陰陽應象大論曰。天有四時。以生長化收藏。以生寒暑燥濕風。寒暑燥濕風之發耶。發而皆宜時。則萬物俱生。寒暑燥濕風之發耶。發而皆不宜時。則萬物俱死。故曰。生於四時。死於四時。又曰。人有五臟。化為五氣。以生喜怒憂悲恐。喜怒憂悲恐之發耶。發而皆中節。則九竅俱生。喜怒憂悲恐之發耶。發而皆不中節。則九竅俱死。故曰。生于五臟。死于五臟。目竅一也。光明視見。納山川之大。極毫芒之細。悉貫霄之高。盡泉沙之深。至於鑑無窮而有窮。而有窮又不能為窮。反而聚之。則乍張乍斂。乍動乍靜。為一泓一點之微者，豈力為強致而能此乎。是皆生生自然之道也。或因七情內傷，五賊外擾，饑飽不節，勞役異常，足陽明胃之脈，足太陰脾之脈，為戊己二土，生生之原也。七情五賊，總傷二脈，饑飽傷胃，勞役傷脾，戊己既病，則生生自然之體不能為生生自然之用，故致其病，曰七情五賊勞役饑飽之病。其病紅赤，睛珠痛，痛如針刺，應太陽，眼睫無力，常欲垂閉，不敢久視，久視則痠疼，生翳皆成陷下，所陷者，或圓或方，或長或短，或如點，或如縷，或如錐，或如鑿。證有印此者，柴胡復生湯主之，黃連羊肝丸主之。痛睛甚者，當歸養榮湯主之，助陽活血湯主之，加減地黃湯主之，決明益陰丸主之，加當歸黃連羊肝丸主之，龍膽黃連膏主之。已上數方，皆降墜升發陽氣之藥，其中有用黃連黃芩之類者，去五賊也。搐鼻碧雲散，亦可兼用，最忌大黃芒硝牽牛石膏梔子之劑，犯所忌者，則病愈振。

血為邪勝凝而不行之病論

血，陰物，類地之水泉，性本靜，行其勢也，行以陽，是陰中之陽，乃坎中有火之象，陰外陽內。故行也。純陰。故不行也。不行則凝。凝則經絡不通。經曰。足陽明胃之常多氣多血。又曰。足陽明胃之脈。常生氣生血。手太陽小腸之脈。斜絡於目眥。足太陽膀胱之脈。起於目內眥。二經皆多血少氣。血病不行。血多易凝。靈臺秘典論曰。脾胃者。倉廩之官。五味出焉。五味濡。則傷胃傷血病。是為五味之邪從來也。又曰。小腸者。受盛之官。化物出焉。遇寒則阻其化。又曰。膀胱者。州都之官。津液藏焉。遇風則散。其病一阻一散。血亦病焉。是為風寒之邪從來生也。凡是邪勝。血病不行。不行漸滯。滯則易凝。凝則病始外見。以其邪絡于目眥耳。以其起于目內眥耳。故病環目青黤。如被物傷狀。重者、白睛亦黤。輕者、或成斑點。然不痛不癢。無淚眵眊躁羞澀之症。是因血為邪勝。凝而不行之病。此病初起之時。大抵與傷寒症相似。一二日則顯此病也。川芎行經散血主之。如此則凝復不滯。滯復能行。不行復行。邪消病除。血復如故。

氣為內傷散而不聚之病論

氣。陽物。類天之雲霧。性本動。聚其體也。聚為陰。是陽中之陰。乃離中有水之象。陽外陰內。故不聚也。不聚則散。々則經絡不收。經曰足陽明胃經之脉。常生氣生血。七情內傷。脾胃先病。怒。七情之一也。胃病脾病。氣亦病焉。陰陽應象大論曰足厥陰肝主目。在志為怒。々甚傷肝、傷脾胃。傷脾胃、則氣不聚。傷肝、則神水散。何則。神水亦氣聚也。其病無腫淚痛痒羞明緊澀之證。初但昏如霧露中行。漸空中有黑花。又漸覩物成二體。久則光不收。遂成廢疾。蓋其神水漸散而又散。終而盡散故也。初漸之次宜以千金磁朱丸主之。鎮墜藥也。石斛夜光丸主之。羨補藥也。益陰腎氣丸主之。壯水藥也。有熱者。滋陰地黃丸主之。此病最難治。餌服上藥。必要積以歲月。必要無饑飽勞役。必要驅七情五賊。必要德性純粹。庶幾易效。不然必廢。々則終不復治。又病光不收者。亦復治。一證。因為暴怒。神水隨散。光遂不收。都無初漸之次。此一待永不復治之證也。又一症。為物所擊。神水散。如暴怒之證。亦不復治。俗名為青盲者是也。世病者。多不為審。槩曰目昏無傷。始不經意。及成障翳。亦不識。直曰熱致。竟以涼藥投。殊不知涼藥又傷胃。況不知涼為秋為金。肝為春為木。涼藥又傷肝。往々致廢而後已。

病者猶不以藥非。而委之曰命也。醫者猶不自悔。而諉之曰病拙。二者誰其罪和。予累見也。故兼陳涼藥之誤人。

血氣不分清混而遂結之病論

輕清圓健者為天。故首象天。重濁方厚者為地。故足象地。飄騰往來者為雲。故氣象雲。過流循環者為水。故血象水。天降地升。雲騰水流。各宜其恆。故萬物生而無窮。陽平陰秘。氣行血隨。各得其調。故百骸理而有餘。反此。則天地不降升。雲水不騰流。各不宜其性矣。反此。則陰陽不平秘。氣血不行隨。各不得其調矣。故曰人身者。小天地也。難經曰。血為榮。氣為衛。血行脉之中。氣行脉之外。此血氣分而不混。行而不阻也。明矣。故知雲騰水流之不相離也。大抵血氣如此。不欲相混。混々則為阻。阻々則成結。結々則無所去還。故隱起於皮膚之中。遂為疣瘤。然各隨經絡而見。瘤疣自上眼瞼而起者。乃手陰少心脈。足厥陰肝脈。血氣混結而成也。初起時。但如豆許。血氣衰者。遂止不復長。亦有久止而復長者。盛者則漸長。長々而不已。如杯。如盞。如碗。如和。皆自豆許致也。

凡治在初。須擇人神不犯之日。大要令病者食飽不饑。先汲冷井水洗眼如冰。勿使氣血得行。然後以左手持銅筋按眼睫上。右手翻眼皮令轉。轉則疵面已突。排以右手大指按之。弗令淨動。移後以右手持小眉刀尖。略破病處。更以兩手大指甲捻之。令出。則所出者。如豆許小黄脂也。恐出而根不能斷。宜更以眉刀尖斷之。以井水再洗。後則無恙。要在手疾為功。事畢。須投以防風散結湯。數服即愈。此病非手法則不能去。何則。為血氣初混時。藥自可及。病者則不知其為血氣混也。比結。則藥不能及矣。故必用手法去。去畢。必又以升發之藥散之。

（○）熱積必潰之病論

積者。重疊不解之貌。熱為陽。陽平為常。陽淫為邪。常邪則行。行則病易見。易見則易治。此則前篇淫熱之病也。深邪則不行。不行則積伏。因伏而又伏。日漸月聚。勢不得不為積也。積已久。久則必潰。潰始病見。病見則難治。難治者。非不治也。為邪積久必潰也深。何則。潰猶敗也。知敗者。庶可以救。其病隱澀不自在。稍覺眊矂。視微物昏。內皆穴。開竅如針目。按之則洮洮膿出。有兩目俱病者。有一目獨病者。目屬肝。內皆屬膀胱。此蓋二經積邪之病致也。故曰積熱必潰之病。又曰漏睛膿者是也。竹葉瀉經湯主之。大便不鞭者。減大黃為用。蜜劑解毒丸主之。不然。藥誤病久。終為枯害。

陽衰不能抗陰之病論

或問曰。人有晝視通明。夜視罔見。雖有火光月色。終不能覩物者。何也。答曰。此陽衰不能抗陰之病。諺所謂雀盲者也。問曰。何以知之。答曰。黃帝生氣通天論曰。自古通天者。生之本。本於陰陽。天地之間。六合之內。其氣九州九竅。五臟十二節。皆通乎天氣。又曰。陰陽者。一日而主外。平旦人氣生。日東而陽氣隆。日西而陽氣已虛。氣門乃閉。又曰。陽不勝其陰。五臟氣爭。九竅不通。故知也。問曰。陽果何物耶。答曰。凡人之氣。應之四時者。春夏為陽也。應之一日者。平旦至昏為陽也。應之五臟六腑者。六腑者為陽也。問曰。陽何為而不能抗陰也。答曰。人之有生。以脾胃中州為主也。靈蘭秘典曰。脾胃者。倉廩之官。在五行為土。土生萬物。故為氣之原。其性好生惡殺。遇春夏乃生長。遇秋冬則收藏。或有憂思恐怒勞役饑飽之類。過而不節。皆能傷動脾胃。受傷。則陽氣下陷。陽氣下陷則於四時一日五臟六腑之中。陽氣皆衰。陽氣既衰。則于四時一日五臟六腑之中。陰氣獨盛。陰氣既盛。故陽不能抗陰也。問曰。何故夜視罔見。答曰。目為肝。肝為足厥陰也。神水為腎。腎為足少陰也。肝屬木。腎屬水。水生木。蓋亦相生而成也。況怒傷肝。恐傷腎。肝腎所傷。亦不能生也。晝為陽。天之陽也。晝為陽。人亦應之也。雖憂思恐怒勞役饑飽之傷。而陽氣下陷。遇天陽盛陰衰之時。我之陽氣雖衰。不得不應之而升也。故猶能晝視通明。夜為陰。天之陰也。夜為陰。人亦應之也。既受憂思恐怒勞役饑飽之傷。而陽氣下陷。遇天陰盛陽衰之時。我之陽氣既衰。不得不應之而伏也。故夜視罔見也。問曰。何以為治。答曰。鎮陰升陽之藥。決明夜靈散主之。問曰。病見富貴者多。貧賤者少。答曰。憂思恐怒勞役饑飽。富貴者甚乎貧賤者。亦不能免。聞者稱善。

陰弱不能配陽之病論

五臟無偏勝。虛陽無補法。六腑有調候。弱陰有論理。心肝脾肺腎。各有所滋生。一臟或有餘。四臟俱不足。此五臟無偏勝也。或浮或為散。是為陽無根。蓋之歉令實。翻致不能禁。此虛陽無補法也。膀胱大小腸三焦膽包絡俾之各有主。平秘永不危。此六腑有調候也。衰弱不能濟。遂使陽無禦。反而歉乏之。要以方術盛。此弱陰有強理也。精微論曰。心者。五臟之專精。目者。為其竅也。又為肝之竅。腎生骨。骨之精為神水。故肝木不平。內挾心火。為勢妄行。火炎不制。神水受傷。上為內障。此五臟病也。勞役過多。心不行事。相火代之。五臟生成論曰。五臟皆屬目。手相火者。心包絡也。主百脈。上榮於目。火盛則百脈沸騰。上為內障。此虛陽病也。膀胱小腸三焦膽脈俱循於目。其精氣亦皆上注而為目之精。精之窠為眼。四腑一衰。則精氣盡敗。邪火乘之。上為內障。此六腑病也。神水黑眼皆法於陰。白仁赤脈皆法於陽。陰齊陽侔。故能為視。陰微不立。陽盛即淫。陰陽應象大論曰。壯火實氣。壯火散氣。上為內障。此弱陰病也。其病初起時。視覺微昏。常見空中有黑花。神水淡綠色。次則視岐。覩一成二。神水淡白色。宜以冲和養胃湯主之益氣通明湯主之千金磁硃丸主之石斛夜明丸主之有熱者以瀉熱黃連湯主之久則不覩神水絶白色永為廢疾也然廢疾亦有治法先令病者以冷水洗眼如冰氣血不得流行為度用左手大指次指按定眼珠不令轉動次用右手持鴨舌針去黑睛如米許針之令入白睛甚厚欲入甚難不要手擧力完重針則破然後斜回針首以針乃刮之障落則明有落而復起者起則重刮〻之有至再三者皆為洗不甚冷氣血不凝故障落之後以錦裹黑豆數枚令如杏核樣使病目垂閉覆眼皮上用軟帛纏之睛珠不得動移為度如是五七日纔許開視使勿勞也亦須服上藥疾幾無失此法治者五六不治者四五五臟之病六腑（虛陽之病）之病弱陰之病此四者皆為陰弱不能配陽也噫學者慎之

心火乘金水衰反制之病論

夫有六邪風寒暑濕燥火也人有七情喜怒憂思悲恐驚也七情内召六邪外從而不依隨召見病此心火乘金水衰反制之源也世病目赤為熱人所共知者也然不

蓄其赤分数等。各治不同。有白睛纯黑赤如火。热气炙人者。乃淫热反克之病。有白（治如溪）睛之病。赤而肿，肿胀外睫虚浮者，乃风热不制之病也。治如风热不制之病。有白睛淡赤而细脉深红纵横错贯者，乃七情五贼劳役饥饱之病。有白睛不痛不胀，忽如血贴者，乃血为邪胜凝而不行之病。有白睛微变青色，黑睛稍带白色，白黑之间赤环如带，谓之抱轮红者，此邪火乘金，水衰反制之病也。此病或因目病时内多房劳，皆能内伤元气。元气一虚，心火亢盛，故火能克金，金乃手太阴肺，白睛属肺，水乃足少阴肾，黑睛属肾水，本克火，水衰不能克，反受火制，故视物不明，昏如雾露中，或睛珠高低不平，其色如死，甚不光泽，赤带抱轮而红也。口干舌苦，眵多羞涩，有热者，还阴救苦汤主之，黄连羊肝丸主之，川芎决明散主之。无口干舌苦，眵多羞涩者，助阳活血汤主之，神验锦鸠丸主之，万应蝉花散主之。无热有热，俱服千金磁朱丸，镇坠心火，滋益肾水，荣养元气，自然获愈也。噫！天之六邪，未必能害人也，惟人以七情召之而致也。七情既召，六邪安从及此者，岂止能避而已哉，犹当後之而後已也。

傷寒愈後之病論

傷寒病愈後或有目後大病者以氣清陽之氣不升而餘邪上走竅空也其病隱澁赤脹生翳羞明頭腦骨痛宜作陞升發之劑餌之數服斯愈傷寒論曰冬時嚴寒萬類深藏君子固密不傷于寒觸冒之者乃名傷寒其傷于四時之氣者皆能為病又生氣通天論曰四時之氣更傷五臟六腑一病則濁陰之氣不得下清陽之氣不得上今傷寒時病雖愈濁陰清陽之氣猶未來復故餘邪尚上熾不休而走上而為目之害也是以一日而愈者餘邪在太陽二日而愈者餘邪在陽明三日而愈者餘邪在少陽四日而愈者餘邪在太陰五日而愈者餘邪在少陰六日而愈者餘邪在厥陰之日而復是皆清陽不能發上竅而復受其所害也當為助清陽上出則治以人參補陽湯主之羌活勝風湯主之加減地黃丸主之搐鼻碧雲散亦宜用也忌大黃朴硝苦寒通利之劑用之必不治

一

癰疹餘毒之病論

東垣李明之曰諸癍疹皆從寒水逆流而作也子以初生在母腹中母呼亦呼母吸亦吸呼吸者陽也而動作生焉飲食者陰也而形質生焉陰具陽足十月而降口中惡血因啼即下却歸男子生精之所女子結胎之處命宗所謂玄牝玄關者也此血僻伏而不時發或因乳食內傷或因濕熱下流溜榮氣不從逆於肉理所僻伏者乃逆所發初則膀胱壬水夾脊逆流而剋小腸丙火故頸項已上先見也次則腎經癸水又剋心火故胸腹已上次見也終則二火熾盛反制寒水故胸腹已下後見也至此則五臟六腑皆疾也七日齊七日盛七日謝三七二十一日而愈者為火數故也愈後或有病癰病瘡者是皆餘毒尚在不去今其病目亦然所害者與風熱不制之病稍同而愈異總以羚羊角散主之便不鞕者減硝黃未滿二十一日而病作者消毒化斑湯主之此蓋專於癍者之藥也不問初起已蓄服之便令消化稀者則不復出方隨四時加減

深癰為害之病論

衛氣少而寒氣乘之也元氣微而飲食傷之也外乘內傷釀而乘之也父母以其純陽耶故深冬不着裘父母以其惡風耶故盛夏不解衣父母以其數饑耶故飼後強食之父母以其或渴耶故乳後更飲之有愚戇爲父母者又不審其寒暑飲食也故寒而不爲煖暑而不能凉飲而不至渴食而不及飢而小兒幽玄喑黙抱疾不能言故外乘內傷因循積漸釀而成癖也渴而易飢食而瘦腹脹下利作聲聲日遠不治遂致日病主翳瞳閉不能開羞淚如糊久而膿潰竟枯其目何則爲陽氣下走也爲陰氣反上也治法當知陰陽應象論曰清陽出上竅濁陰出下竅清陽發腠理濁陰走五臟清陽實四肢濁陰歸六腑各還其源不反其常是其治也當作升陽降陰之劑茯苓瀉濕湯主之升麻龍膽草飲子主之此藥非專於目并治已上數証然勿緩〻則危也爲父母者其審諸

脉候論

左寸脉洪數心火炎上也　關弦而洪肝火盛也　右寸脉關脉俱強而澀肝木挾

相火之勢，而先侮所不勝之金，而制己所勝之土也。尺脈微弱，腎水不而火在上

尺脈洪數，爲相火。相火，邪火也。火炎挾肝木之邪而爍目也。

治法

行血一法治目病之綱

經曰：目得血而能視。故血爲目之主。血病則目病，血凝則目脹，血少則目澀，血熱則目腫。所以古人治目，惟取神庭、上星、顖會、前頂、百會，血之翳者可使立退，痛者可使立止，脹者可使立明，腫者可使立消。今人亦有去血之法，惟可施於暴熱暴腫，又不宜以爲法之常也。何則？今人多是七情之鬱火氣血之耗損，故去血太多而目愈槁。無所滋榮，病益熾矣。所以彌年不愈，爲今治者，只以活血涼血爲上策，而滋陰降火以收功。此蓋治目之大綱，醫者不可不審。

散熱一方治目病之要

劉河間曰：世人視目之疾，而不知病之理，豈知目病悉因於火而爲病乎？何以言之？

白輪變青。火乘肺也。瞼皮赤腫。火乘脾也。黑水神花被翳。火乘肝與腎也。赤脈貫目。火自盛也。善治火者一句了。故内經曰熱勝則腫。凡目暴赤腫起羞明隱澀淚出不止暴翳目矇皆火熱之所為也。治火之法。藥用鹹寒。吐之下之。可使立愈。按目病屬火。故其理也。病之始起。可以峻用寒涼。或兼七情鬱滯。氣血停凝。以致熱壅而為目病則當於苦寒劑中。加之以辛溫之藥而發散之。導滯開鬱。則氣血風火。豈不從而發散者乎。故曰散熱為要。亦表裏之意也。備於左云。

治目須識表裏

河間曰。在腑為表。當除風散熱。在臟為裏。當養血安神。如暴病昏澀翳膜眵淚癍熱入眼。皆表病風熱。宜表散以去之。如久病昏弱不欲視物。内障見黑花瞳散。皆裏也。血少神勞腎虛也。宜補養以安神。除風散熱者。瀉青丸主之。養血安神者。定志丸主之。婦人熟地丸主之。有體肥氣盛。風熱上行。目昏澀。槐子散主之。有因目疾服藥過多。致損氣血。久之眼漸昏弱。乍明乍暗。不能視物。此則失血之驗也。熟地黃清氣定志丸相須而養之。或有視物不明，見黑花之會也，而反閉之，此風邪內滿，常有不測之疾也。

用藥內外不同

明醫雜著論眼痛赤腫，古方用藥不同，當分內外。在內，湯散用苦寒辛涼之藥，以瀉其火；在外，點洗則用辛熱辛涼之藥，以散其邪。故點藥莫效於冰片，大辛熱，以其辛性急，故借以拔出火邪而散其熱氣。古方用燒酒洗目，或用乾薑末、生薑汁點眼者，皆此意也。蓋火眼是火邪上攻於目，故內治用苦寒藥，治其本也。然火邪既客於目，從內客出外，若外用寒涼以阻逆，則鬱火內攻，不散矣。故點眼藥用辛熱，而洗眼用熱湯，是火鬱則發之而散之，從治法也。世人不知冰片為熱藥，而誤認為寒，常用點眼，遂至積熱入目，而漸昏暗，致翳障。故云眼不點不瞎者，是也。又不知外治寒涼，而妄將冷水、冷藥、冷物挹洗，當至昏暗者有之。目病發壅腫，而臉如桃，令兩為一，痛不可忍者，宜用防風通聖散下之立愈。

用藥式

凡治冷熱、退翳障，不問久近，用藥加減則一。蓋翳者，以意推療，要知治法，明藥性，臨期應變之妙，不可執方。爲五臟之門戶，有諸內必形諸外，更宜神聖功巧體用也。

諸證用藥宜例

凡內障翳障累年不治，未經鍼損，輪廓不動，宜服墜翳丸、還睛丸、撥雲散、蒙花丸，以八寶蕤仁膏點之，兩眼復明。久者，經百二十日方効。凡外障元翳、黃翳、白膜遮睛，諸般翳障累經醫治不瘥，但水輪瞳神不損，並皆可治。先服退翳散、墜翳丸，又以八寶蕤仁膏點之，後以膏少許，以藥泡湯洗眼，必効。其障膜有黃白色者，此證患久也。白者五臟熱毒易解，亦有痛與不痛者，詳之。瞳仁生翳者，其翳甚痛，此腎經熱毒，亦五臟有熱也，宜解毒退熱，止痛，攝真理肝。若翳浮白，或去或來，此證有痰，亦思慮過度。如婦人病，可審問月經何如，宜調經。血障痛，則有熱毒；不痛，則血冷脾弱，或服冷藥太過，遂傷脾胃，痰氣亦盛，須詳審之。

血氣壅痛治法

用四物湯。加龍膽草防己防風羌活之類。實熱上冲而痛。用黃連瀉火當歸補血、心煩加梔子、便閉、加大黃、

久病目昏治法

用八珍散。加羌活防風甘菊佐之、不可服寒凉之藥。

肥人瘦人治法

肥人風熱上壅目痛。防風羌活荊芥酒芩以散濕熱。瘦人血少血熱。用養血凉血藥。少加風藥。宜用生地四物湯芩連荊芥菊花防風之類

勞役過飲治法

勞役飲酒不節。內障昏暗。用蔓京子湯。

瞳仁散大治法

瞳仁散大。由食辛熱之物太甚故也。所謂辛主散。熱則助火。上乘於腦中。故精散而

視物亦散大夫睛明所以視萬物者也今視物不真則精衰蓋火之與氣勢不兩立故經曰壯火實氣壯火散氣手少陰足厥陰所主風熱連目系邪入中人各從其類故循此道而攻頭目腫悶瞳仁散大皆血虛陰弱故也當除風熱涼血益血以收耗散之氣則愈矣

拳毛倒睫治法

拳毛倒睫之病為脾受木邪風火鬱害而瞼受傷外緩內急之所致也蓋內復熱致陰外行當去內熱并火邪眼皮內緩則睫不倒拳毛立出翳膜立退治用手法挿出內瞼向外以三稜針、去血左手爪甲迎其針鋒如不愈再用竹夾夾匣立見其功

目眶赤爛治法

目眶歲久赤爛俗呼爛眩風是也當以三稜針刺目眶外以瀉濕熱而愈服京桔湯洗以碧天丹立効

不能近視治法

能遠視。不能近視，陽氣有餘，陰氣不足也，乃血虛氣盛。蓋血虛氣盛者。火有餘，元氣不足也。火為元氣之賊，元氣來也徐而和，細細如綫。邪氣來也緊而強，如巨川之水，不可遏。海藏云目能遠視，責其有火，不能近視，責其無水，宜服補腎丸主之。

不能遠視治法

能近視不能遠視，陽氣不足，陰氣有餘也。氣虛而血盛，血盛者，陰火有餘；氣虛者。氣弱也。海藏云目能近視，責其有水。不能遠視。責其無火，宜服還睛丸主之。

眼目亂視治法

亂視者。乃精神惑亂。故乖戾非常，經所謂精神魂魄。散不相傳，故惑此亂者，又曰。夫精明者，所以視萬物。辨白黑，審長短，若視長為短，視白為黑。如此則精衰矣。

睛目斜視治法

斜視者目睛斜側不正也，俗云斜視。小兒謂三通睛，此亦胎氣得之者，藥無治法。

睛目直視治法

直視者視物而目睛不轉動者是也。若目睛轉動者非直視也。傷寒直視者邪氣壅盛冒其正氣使神氣不慧藏睛之氣不上榮於目。則目為之直視。傷寒症至於直視。為邪氣極症候逆。多難治。經曰。衄血不可發汗。發汗則額上陷脉緊急。直視不能眠。以肝受血而能視。亡血。肝家氣虛。目氣弱。又復亡陽。則陰陽俱虛所致也。大抵病危直視。皆為藏氣脫絕。邪盛而正氣衰也。

目閉不開治法

綱目云。足太陽之筋為目上綱。足陽明之筋為目下綱。熱則筋縱。故目不開。即胞瞼熱極也。

辨赤脉始起治以分經法

目痛赤脉從上而者下。太陽也。從下而上者陽明也。從外眥走內者。少陽也。太陽病宜溫之散之。陽明病宜下之寒之

之子和治一子。年十餘歲。目亦多淚。累攻無効。戴人見之曰。此子目疾。原為母腹中

被驚得之。其父曰。孕時在臨清被兵。恐。戴人曰。令服瓜蒂散加鬱金。上湧下瀉。各去涎沫數升。人皆嘆之。其母亦曰。兒腹中無病。何以吐瀉如此。至明日。其目輝然無所。

又有安某善趙君玉。目暴赤腫。點洗不退。偶思戴人有言。凡病在上者。皆宜吐。乃以茶調散湧之。一湧而目自愈。君玉嘆曰。其効如此。乃知法不遠人。人自遠法也。

孫真人醫眼法

孫真人在仁廟調治。衛才人患眼。衆醫不能療。或用寒涼。或用補藥加之。臟腑不安。上召孫真人醫治。孫曰。臣非眼科。乞不全責於臣。降旨有功無過。孫乃診之。肝脈弦滑。非壅熱也。乃才人年壯血盛。肝血併不通。遂問宮人。月經已三月不通矣。遂用通經藥。經既通。不日目疾愈。上賜孫三十金。宮人謡曰。神醫不來。瞽目難開。

張仲安治眼法

陳子和嘗自病眼。或腫或翳。羞明隱澁。百餘日不愈。忽眼科張仲安云。宜刺上星百會攢竹絲空諸穴上血出。及以草莖納兩鼻中。出血約升許。來日愈大半。三日平

復如故此則血賁宜破之之法

秘傳眼科七十二症一卷終

五輪圖

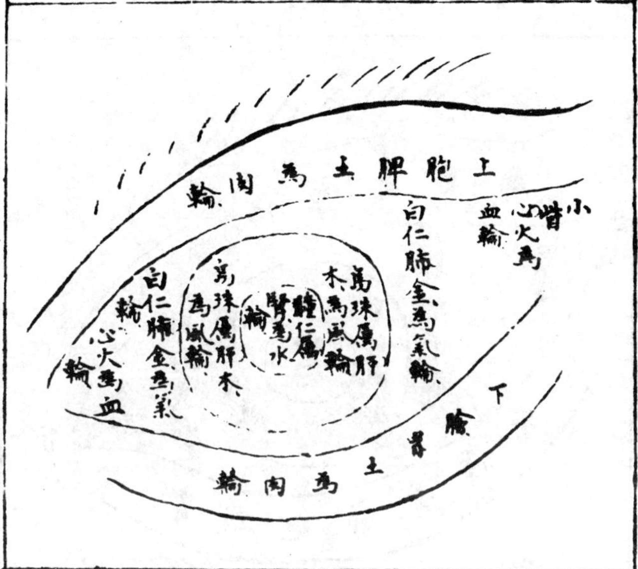

五輪所屬

大眥小眥屬心經、心經屬火為血輪

烏珠屬肝經、肝經屬木、為風輪、

上胞屬脾經　下臉屬胃、脾胃屬土為肉輪、

白仁屬肺經　肺經屬金為氣輪

瞳仁屬腎經　腎經屬水、為水輪。

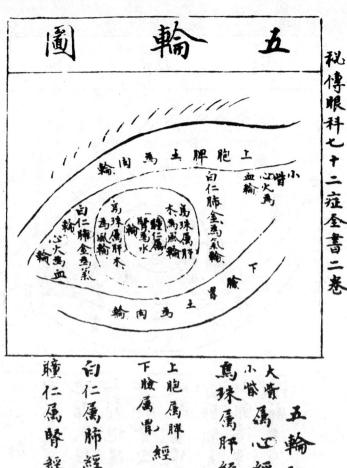

八廓圖

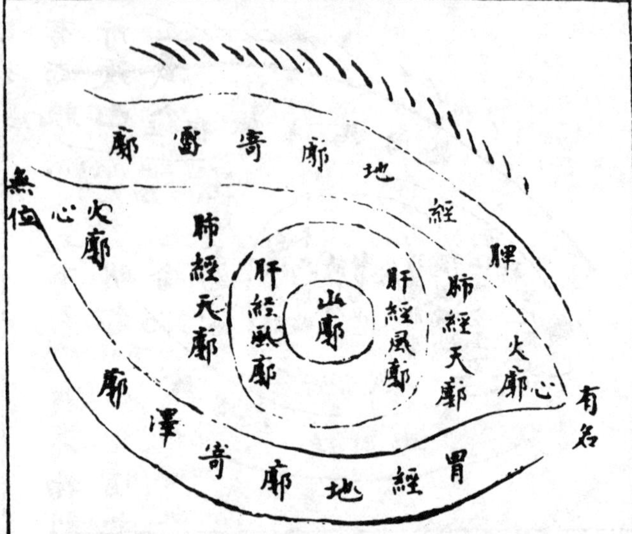

八廓所屬

天廓傳道肺大腸　大腸寄肺經

地廓水穀脾胃鄉

火廓抱陽心命門　命門寄心經

水廓會陰是腎堂

風廓養化原肝位

雷廓関元屬小腸　小腸寄上胞

山廓清淨悉歸膽　膽寄腎經

澤廓津液膀胱焦　膀胱三焦[寄]大小[眥]

焦即上中下三焦

五輪八廓總論

論曰人有兩眼如天之有兩曜視萬物則纖毫何所不至日月有一時之晦者風雲雷雨之所致也眼有失明者四氣七情之所害也大柢眼目為五臟之精華一身之緊要故五臟分五輪五輪者心屬火曰血輪在眼為大小眥肝屬木曰風輪在眼為烏珠脾胃屬土曰肉輪在眼為上胞下瞼肺屬金曰氣輪在眼為白仁腎屬水曰水輪在眼為瞳仁至若八廓有名無位大腸之腑為天廓脾胃之腑為地廓命門之腑為火廓腎之腑為水廓膽之腑為山廓小腸腑為雷廓肝之腑為風廓膀胱三焦之腑為澤廓此為眼目之根本又藉血為胞絡或蘊積風熱或七情之氣結鬱不散攻上眼目各從五臟所屬而見或腫而痛羞澀多淚或生障膜昏暗失明其證七十有二治之須究其源風甚則散之熱則清涼之氣結則調順之切不可輕用鍼刀鈎割又不宜過用涼藥眼目自然明朗喻以種菜而修根根深土培則枝葉秀芳榮根損土衰則枝葉焦枯何獨取于腎黑睛屬腎虛則腦枯淚通於肝肝風則冷淚出白仁屬

肺。肺熱則鼻脈通睛。上胞下瞼屬脾胃。脾胃熱則努肉壅。努肉壅則赤腫。赤乃屬心。以心熱則看物不準。眼有五輪。外應五乘。心肝脾肺腎。又爲五行。五行。水火木金土。五輪者。睛血膜氣水。勿信愚醫妄行鈎割。宜精尋方論藥物精細。大人者。或夜尋思。若用精神。小兒者。胎中受熱。或有好食五辛。魚肉酸鹹炙煿等。或瞻視星日。近火冲烟。或夜不睡。思慮無歇。致使三焦壅熱。迎風淚出。觀物烟生。觀室中如霜色。觀太陽如水裏。夜觀鬼交。眼前常見黑花繚繞。看物依稀。留方寸於左右。如此動靜。目近月遠。便成大患。又有少年壯盛。恣意快心。醉飽房事不節。或冬天近火。夏月貪凉。坐卧當風。不能回護。貪淫樂慾。難進損益之劑。永絶氣衰。致令祈神禱鬼。積若其形。凡此用藥不問男婦。當量人之老幼。氣體之虛實。又有人腎虛者。亦令人眼目無光。或冷翳。宜補煖下元。滋益腎水。北方患者。多是日冒風沙。夜卧熱炕。二氣交蒸所致。當用涼藥。蓋北方之人。與南方之人用藥不同也。又有痘疹之後。毒氣鬱結于肝。而氣不能瀉。攻發于眼目。傷于瞳仁者。素無治法也。

眼科總論

天地造化。陰陽循環。天有日月。人有眼目。萬物皆通闈。左眼通於命門。右眼灌於腎臟。外分五輪。內應五臟。運秉四時。流於百脈。是故。春則發生萬物。數榮結實之節。氣炎上攻。心旺夏。則其氣最盛。肝氣漸虛。當夏之時宜補肝而治心。秋則宜補脾而治肺。冬則萬物歸藏。宜補肺而治腎。肝不和則兩睛疼痛。心不和則血灌瞳仁。脾不和則肉瘀白仁。肺不和則時癢時痛。腎不和則翳膜頻下流淚。血輪受瘀於心。風輪病治於肝。肉輪病制於脾胃。氣輪病理於肺。水輪病調於腎。凡治眼。先察五臟虛實。次辨諸病根源。明藥性之溫冷。驗輪廓之受病。則用藥無差。取效如神。血輪受病。心氣不和壅熱。風輪受病。肝氣不和。肉輪受病。脾氣不和。氣輪受病。肺氣不和。水輪受病。腎氣不足。故眼雖屬五臟。而五臟之中腎為最貴。乃出納之司。精神之府。為水之源。為氣之主。上應於眼。眼即水晶之宮。眼中之珠。借水為養。水清則萬物見。水濁則萬物沈。通於命門。傳於腎府。左眼為太陽之精魂。右眼為太陰之精魄。腎氣和而五臟皆安腎氣衰則五臟皆病攻於眼目之病其係最重左眼屬心右眼屬腎而五臟之中腎水應在四輪之內輔依于膽能射光明以鑑萬物故曰瞳仁或多食熱物生嗜五辛喜怒不常淫慾過度凌寒冒暑過用目力此皆致患之地大凡障膜者肝氣極熱從上逆生則肝氣主五六熱從下順生則肝氣主三四分熱內障者胸膈極熱肝腎俱虛腎水不能上注水火隔絕或胃氣上衝心熱膈熱肝衰膽冷先見黑花茫茫次見睛仁青白乃風熱衝腦腦脂不固下注於眼亦因多怒熱氣攻衝肝膽氣絕不能流凝滯而成內障名曰青盲是也又有危惡數證世醫所不見者古人所不具或輪廓不損黑白不明絕然無光如坐暗室者此是腎虛肝冷腎水不能流注膽冷氣絕多因縱怒心熱上衝心熱不散遂致失明常如昏霧明醫之人補肝涼膈蕩去宿熱怒氣依舊光明或有踏空倒地驚亂膽經逆行愚者以為鬼怪誠可笑也用順膽經涼藥調護其乙十二證不可治也如鶻眼凝睛烏風內障之類是也

五輪歌訣

眼中赤血ㄟ輪心。黑睛屬腎水輪深。白睛屬肺氣輪是。肝主風輪位亦沉。更有肉輪脾臟應。兩瞼屬胃胞又侵。

一風輪　主睛疼

東風屬木ㄟ生風。在臟為肝數。眼中饑飽不匀生熱毒。睛疼有翳主侵瞳。

又

肝氣虛衝入眼中。昏ㄟ出淚滿無窮。但將涼藥調肝臟。免使攀睛及灌瞳。

春主木旺。肝候屬木。春旺夏衰。五輪屬木。木能生風故也。或熱上攻。翳膜侵睛。生於努肉。此肝受病。宜服酒調肝散。撥雲散之寶洗肝散。

二血輪　主翳膜

心火南方屬丙丁。血風流入臟中停。眥頭浮腫開難淨迷都分明有要訣
兩角多壅赤遠視還同散亂星

夏主火旺。心候屬火。火旺於夏。五輪屬血。火能尅金。故眥生赤脉。板睛澁痛。眼眥浮腫。心經積熱。宜服洗心散。當歸散。

又

血灌眼瞳人怎忍、心中積熱上衝陽、皆頭浮腫開難瀉。洗部分明有要訣

夏之末、秋之初、陰陽相争、陽氣愈盛、陰氣愈漸長、脾屬於土、或多瘀血、努肉侵睛而浮腫、迴脾經受病、宜用枳殼散、門冬飲之

三氣輪　主目胞多癢

肺臟停留熱毒侵。眼眸微覺隔紙看。但將涼藥平宣和。免使昏沉似血形。

又

金能尅木古傳今。白膜把睛皆癢嗔。遠視目前如下霧。宜先補腎驗如神。

秋為萬物結實之時、肺候屬金、金旺於秋、五輪屬氣、金能尅木、故多生白膜、怕日羞明、視物如霧中、兩眥俱癢、此肺家受病、宜服菊花散、桑白散治之

四水輪　主多淚昏澀

腎氣屬水受賊邪、上衝兩目內生花。紛紛似蝶争飛舞、莫待朦朧似物遮、

又

真氣元來出腎家。行房過度不堪誇。上生翳膜侵內睛。宜補元陽便是佳。

冬迺萬物歸根之際。腎候屬水。秋生冬旺。水主就下。主冷淚黑睛疼痛。多生黑花。白膜侵瞳。乃腎家受病。宜服補腎之藥。

五肉輪

主多生倒睫

脾屬中央戊己土。兩胞紫血不堪當。或生倒睫并浮腫。手拭睛瞳漸翳光。胞肉漸腫侵睛。赤、不鮮。宮中熱不通

五輪生尅受病論

心為火。屬血輪。火尅金。心旺則肺衰。木生火。子旺則母衰。心盛則肝虛也。或食炙煿酒麪五辛之過。或胃熱。或虛水不能制火。熱氣上衝。血脉凝滯。則瞻視生烟。澀淚熱癢。視物難辨。皆赤腫。赤脉攀睛。瘀血灌瞳仁。努肉則生翳膜。此乃心家積熱。宜服涼

藥。通睛赤澁痛腫。亦心熱所致。或見黃塵四起。怕日羞明。視一如二。時有淚下。澁痛浮腫。此心積虛熱。或視物如雪花楊毛之類。白仁瘀血。乃肺虛為火尅金也。或視物生烟。有青碧之色。眼乘冷淚。此肝虛心腎盛。宜服補腎諸肝藥可也。

肝為木。屬風輪。木尅土。肝旺則脾衰。水生木。子旺則母衰。則肝旺則腎虛也。或酒麪過多。則風熱上衝。砂澁腫赤。眼睛疼痛。翳膜遮障侵近。腫仁。努肉攀睛。此乃肝家積熱。宜補下元藥。當下即下。更以老少需也。或望風有淚。視物生烟。乃肝虛熱。或墨花亂起。眼睛疼痛。此腎虛肝弱。宜補腎治肝。或兩胞浮腫。目不能開。此乃脾熱。宜凉藥治之可也。

脾為土。屬肉輪。土尅水。腎虛則脾熱。或上衝兩眩澁痛。兩瞼浮腫。眼眩生瘡。努肉攀睛。瘀血爛眩。或見衆星亂火。擁肉羞明。此乃脾家虛熱。宜凉脾補腎。大效。

肺為金。屬氣輪。金尅木。肺旺則脾衰。土生金。肺盛則脾虛也。或因食五辛熱毒酒麪烘炙。喜怒不常。或服丹石。或醉後當風。時有赤脉通睛。眼多赤澁。腫痛昳淚。白膜翳遮障。發眥頭癢。風熱瘡瘍。頭痛赤腫。眥頭瘡也。此乃肺家積熱。宜服凉藥。若白膜浮起。時有冷淚。覩物如霧中。乃肺虛熱。先須補肺。然後對證用藥。當下即下。當散血即散血。不可執一而治。

腎為水。屬水輪。水尅火。腎旺則心衰。金生水。腎旺則肺虛也。蓋人多色慾。腎氣虛敗。水不伏火。夫妻不能相制。勢則然也。五臟之中。惟腎為本。為水之源。上注於眼。水之精也。眼之珠。無水不能活。水清則目現。水濁則目暗。且腎水為母。肝屬木為子。子損則母虛。根枯則葉落。腎虛則肝衰。肝衰則眼病。或迎風有淚。黑睛疼痛。陽絕浮腫。視物不明。黑花紛紛。或生白膜。頂腦昏痛。此乃腎家虛。或是熱毒下虛上實。風熱上衝。不能升降。宜補腎調肝凉膈。如腎風毒上衝。眼癢疼。或赤脉貫瞳。睛努肉侵瞳。眥墾惡也。此乃腎虛肺弱。熱所乘。宜補腎去心熱。理肺大効

五輪外證歌訣

木在瞳仁外水主中央黑火則眥頭闌金應四圍白兩胞本是土曉此方醫得

八廓象大卦

乾卦主傳道廓與氣輪同治坎卦主會陰廓與水輪同治艮卦主清淨廓亦與水輪同治震卦主關泉廓與風輪同治巽卦主養化廓亦與風輪同治離卦主抱陽廓與血輪同治坤卦主水穀廓亦與血輪同治兌卦主津液廓亦與氣輪同治蓋五輪有象八廓有形五輪為主八廓配之

八卦合經歌

乾卦傳道廓合大腸肺經

傳道原因是本經肺家壅滯熱相侵大腸若順應須治閉澀之時翳犯睛

坎卦會陰廓合腎經

視物如看霧露多朦朧頭目病如何急宜補腎禁房室免此昏昏不可遏

艮卦清淨廓合膽經

視物依稀似霧中時時平拭兩睛朧要知冷淚頻頻出此是肝虛膽氣攻

震卦關泉廓合小腸經。

小腸腑屬關泉廓。受病從先心裏傳。兩眥俱赤心癢痛。但調經脈自然痊。

巽卦養化廓合肝經。

腎與眼疾豈無由。酒色過時更滯憂。莫道睛光無大故。那堪膜障累双眸。

離卦抱陽廓合心與命門

內抱真陽是命門。眼前花發色難分。不能補腎調虛氣。睛腫縱橫似有根。

坤卦水穀廓合脾胃經

飲食相干在胃中。更加積熱兩相攻。胞瞼漸腫生睛赤。不解中宮熱不通

兌卦津液。廓合膀胱三焦。

膀胱屬水腎為夫。冷淚相形本臟虛。赤脈縱橫輪廓內。不逢妙手豈能甦。

靈蘭秘典

心者。君主之官。神明出焉。肝者。將軍之官。謀慮出焉。膽者。中正之官。決斷出焉。脾胃

者。倉廩之官。五味出焉。肺者。相傅之官。治節出焉。腎者。作強之官。伎巧出焉。大腸者。傳道之官。變化出焉。小腸者。受盛之官。化物出焉。三焦者。決瀆之官。水道出焉。膀胱者州都之官。津液藏焉。

五臟六腑十二經絡歌訣

手少陰心為血輸　足厥陰肝風輸鄉　足太陰脾為上胞　足陽明胃肉輸張。
手太陰肺氣輸位。　足少陰腎水輸當　手陽明大腸寄肺　足少陽膽在腎行
手太陽小腸於胞。　足太陽膀胱內皆　手少陽三焦借脈。　手厥陰包絡心當。

五臟所喜歌

心喜苦兮肝喜酸。　腎喜鹹兮肺喜辛。　脾胃喜甜皆入意。　五臟之中五味分。

五臟所屬

焦氣入心。　燥氣入肝。　香氣入脾　腥氣入肺　腐氣入腎。

五運之病

諸痛瘡痒屬心。　諸風屬肝。　赤腫屬脾。　諸氣屬肺。諸寒收引屬腎。

五臟所傷根源歌

勞神赤澁心家損。喜怒多傷肝氣衰。寒暑不調傷肺脈。氣色愁無時致腎虛。飢飽不勻傷脾胃。八邪所犯可推詳。腸中熱結緣何事。醉卧不知冷熱。風盛時眼中熱大煎。熱時白翳眼中遮。衰時眼淚時時下。風候淚下又頭旋。

五臟本色病狀歌

心臟驚傷懸志脈。肝虛多淚黑翳侵。脾家感得翳生勤。肺臟白膜并努肉。腎家有黑暈花光攀睛有患後須防

治五臟受病因依論

心臟受病憂愁思慮奔忙勞苦內動。致目赤筋纏眥。白翳侵睛。日久不治遂致失明

治心熱攻血輪。赤澁隱閉難開生翳膜。宜服地黃丸等藥。

肝臟受病喜怒不常。作勞用力。或極空中之物。或觀燈下之書。眼力既勞。風輪內損。

其後目眥澁痛。睛内遮疼。可宜急醫。日久不治。決成大患。治肝腎盛。攻風輪眼目澁痛。眩牽目急。視物不明。漸漸細小。宜服羚羊角散等藥。

脾臟受病。多飲熱酒。多嗜五辛。上嶺奔馳。多縱崎嶇。肉輪既壅。内感於脾。努肉侵睛。風輪白漲。胞白膜翳膜。經年不散。昏澁難開。治脾毒攻肉輪。眼眩赤腫。隱澁太陽穴痛。宜服薏苡仁散等藥。

肺臟受病。淩霜冒暑。愛飲寒漿。肌体虛弱。寒邪内攻。或痛或昏。精成白睛。筋多青色怕日羞明。視物不真。久而不治。變成白膜。治肺弱攻氣輪。多生白膜。每有赤筋澁痛眥頭滴淚。宜服蒺藜散等藥。

腎臟受病。作勞力久。嗜慾無厭。大驚傷神。大怒傷心。加之酒麵五辛。内動腎經。侵于黑水。遂致冷淚傾流。於瞼中飛蠅相逐。於眼前積聚風虛。或疼或癢。延成翳障。多澁多昏。治腎虛攻水輪。多昏暗。黑花冷淚。視物不明。宜服枸杞散等藥。

五臟熱候歌

五臟熱候如何。心熱血脉亦通睛。肝熱目澁時生淚。翳膜遮瞳視不明。脾熱瞼胞赤腫滿。肺熱白仁赤翳生。腎熱黑仁多赤色。眼目昏昏若霧遮。用藥須宜治根本。不可執一太清氣。

五臟虛候

心虛亦砂散呈。肝虛視物不明。脾虛眼胞浮大。肺虛眼浮白仁。腎虛眼目昏暗。舉眼朦朧花飛。

治五臟冷熱虛實分經訣

心虛則冷。主氣不順。宜順溫心。用吳茱萸肉桂炒鹽之類。

肝虛則冷。主冷淚羞明。宜和肝氣血。用夏枯楮實石斛草決明之類。

脾虛則冷。主睛疼。宜健脾補心。大棗甘草炒鹽白茯知母款冬花之類。

肺虛則冷。主風寒氣滯。宜順氣潤肺滋陰。用五味人參貝母玄參黃栢之類。

腎虛則冷。主生黑花。宜滋腎補虛。用枸杞熟地玄參覆盆兎絲等類。

心實則熱 主赤脈不散宜涼脾瀉心火洩脾氣用黃連梔子黃芩
肝實則熱 主胬肉侵睛宜瀉心涼肝用白芍柴胡龍胆草等類
脾實則熱 主睛疼宜涼胃瀉脾用石羔枳殼厚朴草決明黃連黃柏等味
肺實則熱 主兩臉生瘡宜涼腎用桑白桔梗梔子黃芩等
腎實則熱 主睛疼紛花宜涼肝用白芍柴胡龍胆草黃芩草決明等類

五臟補瀉歌

鹹則補心苦則瀉辛則補肝酸瀉肝甘則補脾苦亦瀉酸補肺兮辛瀉肺苦瀉腎兮
鹹瀉腎五味補瀉總為彖

瀉五臟六腑之火

黃連瀉心火白芍瀉肝火黃連枳殼瀉脾火石羔瀉胃火黃芩梔子瀉肺火知母瀉
腎火腎無實不可瀉黃柏瀉膀胱火石羔瀉大腸火木通瀉小腸火牡丹皮瀉包絡
火柴胡黃芩瀉肝膽火梔子黃芩瀉上焦火黃連赤芍瀉中焦火黃柏大黃瀉下焦

温五臟六腑之寒

温心用肉桂。温肝脾吳茱萸。温胃用生薑。温肺用麻黄。温腎白附子。温膽用川芎。温膀胱用桂枝。温大腸用白芷。温小腸用茴香。温心包絡用黑附川芎。

補五臟之虛

補心用炒鹽。補肝陳皮生薑。補脾甘草大棗。補肺用五味子。補腎黄柏熟地黄。

瀉五臟之實

生甘草瀉心之實。白芍瀉肝之實。黄連枳殼瀉脾之實。桑白皮瀉肺之實。腎無瀉法。腎者肺之子。以澤瀉瀉之。

引經藥歌

小腸膀胱屬太陽。藁本羌活是本鄉。三焦膽與肝包絡。少陽厥陰柴胡强。大腸陽明并胃足。葛根白芷升麻當。太陰肺脉中焦起。白芷升麻葱白張。脾經少與肺部異。升麻兼之白芍詳。少陰心經獨活主。腎心獨活加桂良。通經用此藥為使。豈能用有病

在膏肓

眼科最要藥性

心經要經、

黄連 味苦、性寒、瀉心火、肝膽火、酒炒厚腸胃、亦去腸胃之濕熱、止目痛明目、

梔子 味苦、性凉、佐黄連瀉心火、亦瀉肺火、及小腸、清心胃、治火眼、凉心腎、去鬱熱、明目、炒黑、凉肺胃、

黄芩 味苦、性凉、酒炒瀉心火、清陽明經火、去肝胆火、亦瀉肺火、活血去諸血毒熱、治頭目熱壅、白睛經痛、

連翹 味苦、性温、清心退腫、瀉無根之邪火、上壅頭目、或腫痛者、

菊花 味苦甘、性凉、去根、清心、治腫淚、疎風散熱明目 反雞肉

薄荷 味辛、性温、清心、退血消腫、清六陽風火、解毒散邪、明目、清陽于首面

麦門冬 味甘、性寒、清心除肺熱、解煩渴、明目生津、引生地黄至所補之處、補虛勞熱不能侵

柴胡　味苦平性寒除身心熱瀉肝膽火發散風熱為厥陰頭目痛在肌主氣在臟

調經

犀角　味苦酸性寒解心火去風除昏翳膜化血清心

羚羊角　味鹹苦性溫鎮心肝風熱清頭目清肺肝　反麩

款冬花　味辛甘性溫潤心肺明目

知母　味苦性寒潤心肺

牛蒡子　味辛性涼、心去風

肝經要藥

白芍藥　味酸平性寒瀉肝火補腎消腫生新血退熱止痛明目

龍膽草　味苦性寒瀉肝火止睛痛去白翳治昏盲去目紅赤止淚明目涼肝　草根　即紫醬

青相子　味苦性涼除肝火去風退翳明目去皮膚熱

柴胡　味苦平性寒大瀉肝火

黄芩　味苦、性涼、瀉肝膽火、亦瀉三焦火、清胃大腸肺火、治頭目壅熱、白睛、紅痛、

黄栢　味苦、性涼、：肝、袪脾胃熱、

草決明　味苦、性涼、瀉肝氣、除熱、去翳明目、去肝熱、清盲眼

蔓荊子　味苦辛、性涼、除肝邪、止淚、清頭目、袪風止痛、

細辛　味辛、性温、散太陽風寒客邪、止肝風目淚、

大黄　味苦、性寒、下行沉而不浮、上行用酒蒸、目、熱清肺退血、破諸結之積熱、治頭腫壅熱、痛楚如針刺、此藥有斬關破陣之功、一服諸火下降、而痛立止、腫即消、

石斛草　味辛平、性寒、補腎虚、平胃氣、

楮實子　味甘、性寒、補肝益氣、補腎、榮肌膚、明目、

夏枯草　味苦辛性涼、補肝散鬱火、清六陽熱結、去風退翳、止淚、明目行血、

款冬花　味辛甘性温、洗肝明目

脾胃經要藥

石羔　味辛、性寒、瀉胃、除陽明頭目熱壅脹痛、涼胃清肺、

玄参　味苦鹹、性寒、去胃火、

朴硝　味苦辛、性寒、去胸中實熱、消腫去翳、

黃柏　味苦、性寒、疎胃中結熱、滑血、鹽酒炒、治陰虛

地膚子　味苦、性涼、去胸中熱、洗皮膚之風、涼血、利膀胱熱、則目自清、久服、聰耳明目、

草決明　味苦、性涼、瀉胃去翳明目、

前胡　味苦、性寒、開胃明目、治風寒、寧嗽消痰、

厚朴　味苦、性溫、寬脾胃、消痰清肺、

甘草　味甘、性溫、和胃、化痰、健脾、炙用、瀉火、

白茯苓　味甘淡、性溫、開胃、去腎邪、補虛、

肺經要藥

桑白皮　味甘、性寒、清肺退腫、補虛、
石羔　味辛、性寒、清肺涼胃、瀉胃火、止煩渴、
前胡　味苦、性寒、清肺、去熱明目、
梔子　味苦、性涼、清肺降火、治火眼、
桔梗　味苦辛、微寒、清肺滑血、消痰、利膈寬胸、
羚羊角　味鹹苦、性寒、清肺、去風明目、
檳榔　味辛、性溫、瀉肺、消風降氣、
枳殼　味苦酸、性溫、滑肺寬氣、去風、利痰、瀉脾火、
天門冬　味苦、性寒、治肺去熱、引熟地至所補之處、潤肝心、
五味子　味酸甘、性溫、潤肺、健脾、滋陰、除熱、上榮於目、消煩止渴、補虛生津、明目、
人參　味甘、性寒、潤心肺、明目、瀉虛熱、開脾助胃、
貝母　味辛、性寒、潤肺、消痰、治盲眼、

葶藶子　味辛性寒、瀉肺經、消痰退腫痛、明目、

百部　味苦、性平、去肺火、

腎經要藥

枸杞子　味甘、性溫、滋腎水、益陰、明目、祛風、退虛勞寒熱、須用其根、名地骨皮、

玄參　味苦鹹、性寒、滋陰腎、去風消腫、清五臟、補虛明目、

牛膝　味苦酸、性寒、補腎填精、

白芍藥　味酸平、性寒、補腎消腫、消肺伐肝、治血虛腹痛、

白茯苓　味甘淡、性溫、去腎邪、益氣生津、補虛勞、

熟地黃　味甘苦、性溫、滋腎補虛、更補血及治虛寒、

當歸　味苦辛、性溫、全用養血、

菟絲子　味辛、性平、補腎益精氣、榮肌膚明目

磁石　味辛鹹、性寒、火煅酸淬為末入藥、滋陰益腎水、降火明目

人参　味甘、性寒、補諸虚不足、氣虚内障、陷翳不起、或服破血過多、而目愈昏宜多服、久服則復明、

黄芪　味甘、性温、蜜炙、佐人参同功、斂盗汗、補氣虚、

肉蓯蓉　味酸鹹、性温、酒洗、去甲焙用、滋腎不足、補陰、壮水、除昏、又補精血明目、

覆盆子　味苦、性温、炒研用、補腎益精、滋榮於目、

黄栢　味苦、性寒、滋陰降火、滑血除熱、

知母　味苦、性寒、滋陰降火、瀉腎火、　腎無實不可瀉

栢子仁　味苦、性温、去油同滋血藥、磨、能益心腎、安神明目、

川椒　味辛、性熱、炒去汗研用、滋陰氣、年高氣弱、腎虚不上榮、目昏者可用、東垣用之於上、退兩目之翳膜、用之於下除六腑之寒邪、

椒目　味辛、性温、除温熱、治盗汗、利滲有功、所以温熱下行、目自明

當歸　味甘辛、性温、養血生血、為血之君藥、芩連佐之則凉血、姜桂佐之則熱血、桃

仁紅花佐之則行血破血，續節等花佐之則止血，當歸，其用有四，頭，生血而上行，身活血而中守，鬚，破血而下流，全養血而不走

散血要藥

歸鬚　味甘辛性溫散血破血行血

赤芍藥　味苦酸，性寒，散血補氣，解煩熱，行血寬中明目，

紅花　味辛，性溫，除惡血，散血，行血

蘇木　味甘鹹性寒散血行血

桃仁　味苦甘，性寒，散血，行血，去滯生新血，亦破血活血

烏梅　味酸性溫，散血，

苦參　味苦，性寒，散血，除濕補陰

牛膝　味苦酸，性寒，散血行血

玄胡　味苦辛，性溫散血，行血

香附　味甘、性寒、散血行血、

青皮　味苦、性寒、散血行血、破腫、

紫草　味苦、性寒、散血行血、利水、消膨、

兎蔚子　味甘、性寒、散血行血、退熱除昏、

牡丹皮　味辛苦、性寒、散血行血、凉血、治骨蒸無汗、

生地　味甘苦、性寒、散血凉血、活血生血、及凉心腎、治眼

蒺藜　味苦辛、性温、散血行血、炒研去刺、破瘀血癥結、風壅退翳明目

川芎　味辛、性温、行血、生新血、開鬱、止太陽頭目痛、

白芷　味辛、性温、去舊血、生新血、治腫

熟地　味甘苦、性温、生血養血、治虚目昏

大黄　味苦、性寒、散血行血

朴硝　味苦辛、性寒、散血行血

夏枯草　味苦辛性涼、散血行血、

涼血要藥

胡連　味苦性涼、々血明目、

鬱金　味辣、性寒涼血

牡丹皮　味苦辛、性寒、涼血

羚羊角　味鹹苦、性[温]涼血

地骨皮　味苦、性寒涼血、

黃連　味苦性寒涼血、

黃芩　味苦、性涼、々血、血枯則潤退熱、痰実則涼大腸、

散風要藥

防風　味甘辛性平、去温邪明目、去皮膚風損腦痛、止汗、

荊芥　味辛性温去風退腫、止太陽頭痛、明目

羌活　味甘平性温、發散三陽客邪、利頭目、止太陽頭痛、去四肢風濕、明目、

獨活　性熱、去風亦去諸風不論新舊、明目、治黑花、

升麻　味苦性寒、去風熱、退腫毒、亦引上焦發表升陽、

薄荷　味辛性温、搜風破血

防己　味辛性温、去風消腫

五加皮　味辛苦、性温、去風退腫

天麻　味辛性平、去風通血、

蔓荊子　味苦辛、性涼、去風收淚清睛明目、除頭痛、

細辛　味辛、性温、去風、除頭痛痰咳諸風發少陰汗、

藁本　味苦、性温發至高之風寒客熱、通血、止頭目痛、及頂巔痛、

玄參　味苦、性寒、去風消腫、

菊花　味苦甘性涼、去風、治腫淚明目、　反鷄

白芷　味辛、性温、去風、去舊血、生新血、退頭目痛皮膚痒粟明目、

紫蘇　味辛、性温、去風開胃消痰發表之功、

夏枯草　味苦、辛、性凉、去風、止淚明目、

退腫要藥

大黄　味苦、性寒消腫、退血、凉肝、清肺

朴硝　味苦辛、性寒、消腫、除胃中熱、去翳通大腸、破血

枳殼　味苦酸、性温消腫寬腸

白芍　味酸平性寒消腫補腎

玄参　味苦鹹性寒消腫滋腎

蟬退　味鹹、性寒、退腫去風

桑白　味甘、性寒、退腫清肺、

連翹　味苦、性温、退腫清心

荆芥　味甘，性温，退腫去風散血中風熱，治頭痛俱凉

車前子　味甘，性寒，退腫明紅眼止瀉，利小便

菊花　味苦甘，性凉，退腫止淚去風明目

赤芍　味辛，性温，退腫，

香附　味甘，性寒，退腫

鬱金　味辣，性寒，退腫，

楮實子　味甘，性寒，退腫，

玄明粉　味甘，性平，退腫

秦皮　味苦，性寒，退腫去童翳明目，

止淚要藥

夏枯草　味苦辛，性凉止淚補肝去翳行血散鬱火，明目

蔓荆子　味苦辛性凉止淚去風清睛明目

龍膽草　味苦性寒，止淚，瀉肝火，止睛痛，去白翳。

甘菊　味苦甘性涼，止淚，去風退腫明目。

蒼术　味苦甘性溫，止淚，發汗，寬中，治目盲，燥肺，去濕

香附　味苦性寒，止淚，理胸膈不和，氣血凝滯。

秦皮　味苦性寒，止爛眩風淚

柯子　味甘性寒，止淚，歛嗽，化痰，消食。

梧子　味苦性溫，泡湯洗眼，去風止淚

枯礬　味酸性寒，止淚，去風，開翳膜，明目，收爛眩風淚

皮硝　味酸性寒止淚

白附子　味甘性熱，治迎風冷淚

青鹽　味鹹酸澁性溫，明者洗淨日乾，去風，止淚，住痒。

食鹽　味鹹性涼，淨者煅如雪，研，散血住痒，去風明目，或用點翳，或用洗眼，並奇效

去翳要藥

青相子　味苦、性涼、去翳、除肝火去風明目、

木賊草　味甘苦、性寒、去翳、洗肝消淚、

蒺藜　味苦辛性温、去翳去膜、去風止痒、

密蒙花　味甘平性寒、去虛翳明盲目、治赤漩多眵、消目中赤脉

穀精草　味辛、性温、去翳膜、明目除風熱、治胃热、齒痛、益精、

夜明砂　味甘、性温去翳、

石决明　味鹹性温、去翳、治盲、

草决明　味苦、性涼、去翳、和脾胃、明目、

蟬脱　味鹹性寒去翳去風、退腫

瞿麦　味平、性寒去翳、明目、

犀角　味苦酸性寒去翳膜、去風、去昏盲、

朴硝　味苦辛、性寒、去翳消腫、通大腸、

人参　味甘性寒、治陷翳不起

牛蒡子　味辛性涼、去翳

治盲要藥

夜明砂　味甘、性温、明盲眼

石决明　味鹹、性温明盲眼　反魚

密蒙花　味甘平、性寒、明盲目、去翳、亦去虚膜、治小兒疳眼瘟毒入目

龍胆草　味苦性寒去昏盲、除白翳、

熟地　味甘苦性温、治血虚目昏盲、

蟬脱　味鹹性寒、去盲翳、明目、

石斛草　味辛平性寒、明盲目、

去膜要藥

白蒺藜　味苦辛、性溫去膜明目、

烏賊骨　味鹹性溫去膜明目、

明目要藥

青葙子、枸杞子　菟絲子、　石决明　草决明、　夜明砂、　甘菊、　茺蔚子、

羚羊角　玄明粉、　槐角子、

槐角子　味苦、性寒、為太陰虛星之精、入猪胆汁內、浸七日、吞服明目、

退熱要藥

黃連、黃柏　黃芩　梔子　連翹　赤芍　柴胡　玄參　石羔、　甘草　犀角、

硃砂、胆草　牛蒡　大黃　朴硝　鬱金　地骨皮　玄明粉

止痛要藥

乳香　要明淨者打碎以白箬炙去油研末用有加清水研如漿澄下日乾入藥止痛和氣散風熱、

沒藥　製法功效並同乳香一般、

已上二味總為定痛之藥、須審其痛之由源、而佐之以乳沒、則其効速也、如有風而痛者、用消風藥中加乳沒、則痛可止、如血滯而痛者、則用行血藥中加之、其痛即止如鬱熱而痛者、則用清熱藥中加之、而痛立止、令人不工於此而惟恃乳沒為止痛、服之而痛不止者不能治痛之所由也、乳沒其奈之何哉服者乃歸其藥之不効、弗思甚耳、

諸品細料目藥性

爐甘石　製法在後、凡點眼藥、以此為君、其餘依症加減用、

珍珠　琥珀　無製生用、去翳明目、

瑪瑙　珊瑚　無製、去翳明目、

石燕　石蠏　研爛用清水飛過、取浮細者、澄底日乾聽用、去翳膜除昏止淚、

硃砂　味性寒、細研水飛過、進藥復研、能鎮瞳仁退火消翳障

硼砂　取明淨者、研為細末、進藥後研、清熱退火明目、

硇砂　取明亮燦白者、判舌上打碎、用乳汁浸一宿、用瓦器焙乾、研為細末、進藥後研、能去多年老膜、努肉攀睛、以其有爛肉之功也、切不多用、

膽礬　研為細末、進藥後研、去翳膜、除風、

黃丹　一兩、用黃連一兩、薄荷五錢煎湯飛過、取浮者、澄底日乾聽用、去翳障、除昏明目、

銅綠　製法在後、去翳障、愈爛眩風止淚明目、鎮肝鈎涎、止金瘡出血、

乳香　沒藥　製法及功效、皆載前、

輕粉　一名膩粉、無製、要取真正者、研末和藥、除昏收淚明目、不宜多用、

明礬　取明者、為末進藥、除風止淚、治翳膜明目、

枯礬　收爛眩風止淚

冰片　性熱、能散風熱、除翳膜、止淚不宜多用

麝香　無製法、真者用自開當門子為佳、市肆貨者、多攙大黃及五靈脂之類、又偽造後裝入殼者、須要辨真、研極細、庶不損目、能通關竅、疎風熱、開翳膜、

蕤仁　用紙包、打去油、研細末、去翳膜、

熊胆　用黃連湯化開、入甘石日乾、研為末、進藥後研、去翳膜、退熱明目、

牛黃　性凉、無製法、鎮心安魂定魄、去翳、

血竭　用燈心同研成粉、進藥後研、散血明目、

牙硝　火煅雪白、放於地上一宿、止風淚、住痒除翳、

白丁香　即麻雀糞、尖而白、成粒者佳、黑頭者不用、取白者、用三黃湯煮過、後用清水飛過、取輕浮者日乾、其性能爛肉、不可多用、去努肉攀睛及多年老翳膜、

白礬　如法煉好、止痛明目、

雄黃　取鮮明者、研為細末、搐鼻、以解風熱、散翳、消障、目暴病者用之、

海螵蛸　研極細、去膜止淚、

翠白　即上等細磁器、俾槌碎為豆大、以瓦盞之、明爐武火、煅紅如糕糕、候冷、取青翠者、研為細末、進藥後研、此能磨去翳膜、今言磁青是也、

龍骨　火煅、研細無聲、去老膜、止風淚、

巴豆霜　性熱、用紙包、打去油、看紙無油為度、復紙包過一宿、和藥研細、有爛肉之功、去老膜、除翳障之功、

金精石　火煅研細、水飛過、去翳、除青盲、老膜、明目、

金錫　即陀僧金色者、研為塵、飛過、復研、進藥又研、去又障翳膜、

青魚膽　味苦、性寒、取汁作膏點眼、有人用爐甘石漿入、或有黃連末漿入、候乾作末點眼、去熱明目、

羊肝　味甘、性溫、焙燥為末、進別藥、或煮爛、搗為泥、和藥、能補肝虛、明目、

豬膽　味苦、性寒、取汁熬膏、去翳明目、

羊胆　味苦性寒取汁熬膏除昏翳明目

鷄膽　味苦性寒取甘石末和汁日乾研細末點眼除風障

鼠胆　無製法取汁點目眥治雀眼

蚺蛇膽　味甘鹹有小毒用井水研點目眥止目痛塗目皮外消腫

硇砂　萬郁製法用銅銚盛住以三黄湯煮乾

眼科藥性相反

鱸鱠反石薔薇　猪肉反羊肝　魚反石决明　鷄肉反菊　豉反羚羊角

鴨肉反密蒙花　酒反蝉蜕　葱反蜜　甘草反甘遂

二卷終

秘傳眼科七十二症全書三卷

○○內障歌訣上篇

不疼不痒漸分明，薄霧輕烟漸漸濃，或見蝇飛如亂出，或出懸蟢在虛空，此般狀樣因何得，肝臟停留熱結風，大叫大啼驚與怒，腦脂流下黑睛中，初時一眼先昏暗，久後相牽與一同，萬般若楚空悵怏，只緣肝氣不相通，此時服藥難期定，縱有良方也沒功，日久既因全黑暗，時名內障障雙瞳。

內障二十有四般，醫師會者要推窮，妙藥救時須盡効，金針一撥日當空，虛心將息須防慎，莫遣他時病復攻，鍼者但行賢哲行，惻隱之心是善緣，有血莫驚須下手，裹鍼依舊再開看，忽然撞起膜重上，服藥三旬始見功，七日解封須見物，花生動水莫遲記，還睛丸子堅心服，百日分明復舊根。

○○歌訣中篇

內障二十有四般，後學之人仔細看，白膜一點如星子，下鍼方可得安痊，若將鍼法動圓翳○誤損方知療作難○冷熱須明虛與實○調和四体得身安○不然怕下金針法○唯吐蒡神醫又難○開鍼遠近須依法○鍼形不可一般〻○病虛將産并服孕○下手應知療得難○不雨不風兼吉日○清齋七日在針端○安心定氣堅心守○念善親姻莫雜喧○患者避風將息○休留憂慮要心寬○鍼者但能賢哲行○惻隱之心是善緣○有血莫驚須下和○裹針依舊再開看○忽然攪起膜重上○服藥三旬見朗然○七日解封須見物○花當水動莫多言○還睛見手堅心服○百日光明復舊元○

歌訣下篇

内障金鍼〻了時○醫師言語要深知○嚴冬眯裏須包緑○夏月應嫌有扇揮○頭眠軟枕須安穩○針訃三朝莫厭遲○封後忽然微有動○蕙風牽動莫他疑○或鍼或撥依經說○痛極任將艾熨之○口吐鼓椒湯辣熱○胃安神定始相宜○起則恐因傷努力○顛翻側卧莫從伊○七朝薄粥温〻服○振着并關事不宜○大小便時須緩〻○毋令自去要扶持○高聲叫喚兼因氣○驚動睛輪見雪飛○收心莫意陰陽事○夫婦恩情暫斷絶○一月不須淋洗

瞼。鍼痕濕著痛徹々。五七累知睛翳去、服藥並除病去甚。

眼疾證候總歌

赤眼赤腫臟積毒。赤而有痛肝之實。赤而昏者肝之虛。大眥赤者肝之實。小眥赤者心之虛、白膜多者肺之實、多膜淚出肺之虛。羞明怕日脾之實、赤脉蕩眼肝之實。視物不明脾臟虛。茫々黑花腎之實、迎風有淚腎之虛。白膜遮肺々魁肺。迎風受痒肝邪傳、早晨昏者頭風痒、日夜昏者疾之作、夜間昏者定膽冷。浮翳遮睛肺之熱。夜間痛者陰之毒。日間痛者陽之毒、包爆突起睛之損、瞳神倒入血氣衰、目睫倒入五臟損。赤膜遮睛五臟炎。頭暈目前赤星亂。不疼不痛血氣衰。赤而有痛血之實。血侵睛者肝虛熱。大昏物遮衝經實。痛而增寒衝中虛、左赤傳右陽經旺、右赤傳左陰經旺。左右相傳熱邪攻目睛、黃者酒之毒、兩眼赤爛風熱攻目、近視者臟腑勞。每年發者是天行。拳毛倒睫肺之損。積年赤者肝受風。兩目赤者風毒攻。眼珠突出臟不和。眼見赤花肝之虛、目毛倒睫臟腑虛。眼中虛血厥陰旺。大便後昏臟不和。陽毒病後下元虛陰毒病後熱氣攻遇水眼昏腎受濕孕婦目昏肝不足。產後昏之血氣衰。小兒赤爛胎風熱。小兒癍症胎受毒小兒白障肺壅熱小兒生翳感風熱。小兒雀目肝不和小兒青盲腎經虛小兒生瘡胎熾濁小兒癖眼五臟虛青盲有翳肝風熱睛目之疾肝邪越眼內出膿陰氣攻目偏視者臟腑勞目眇者血氣凝滯而目昏瞳熱衝腦或鍼或瞎目之損用藥醫師細推詳

醫師論眼科內外七十二內障二十四圓澁浮沉翳冰滑散橫開偃月大小雲棗花驚振眼。青烏綠黑風肝虛目睛疵雷頭風金星高風雀目證肝虛雞盲黑。白翳黃心眼。黑花續胎風外障四十八。大眥赤脈侵努肉攀睛障雞冠蜆肉形兩瞼粘睛者。胞肉膠凝胗胞肉生瘡少。瞼生風粟多。天行赤眼毒大患後生翳。暴赤眼生翳。暴風客熱治疼如神祟怪痛如針刺因。傷寒熱病後風牽出瞼閭風牽喎斜者被物撞破之撞刺生翳膜毒血灌瞳仁黑翳如珠樣蟹睛疼痛難旋螺睛突起。突起睛高同。瞼硬

睛疼痛○白陷魚鱗形○水蝦翳深狀○玉翳浮滿珠○膜入水輪上○釘翳根深難○赤膜下垂
長○黃膜上衝邊○逆順生翳障○漏睛膿血流○飛塵入眼內○拳毛倒睫生○衝風淚出異○肝
風積熱勞○起坐生花塵○混睛白赤痒○瞳仁千缺病痒極難任風○鶻眼凝睛硬○轆轤轉
關○藏小兒通睛鸞○小兒斑瘡衝○瞼中生贅翳○小兒疳眼虛○胎風出爛眼○久年爛眩風○
小兒青盲病○醫家仔細推○

編次內外障共七十餘症，其啟病之源。治病之法。對症湯散丸藥。詳載編中

圓翳內障

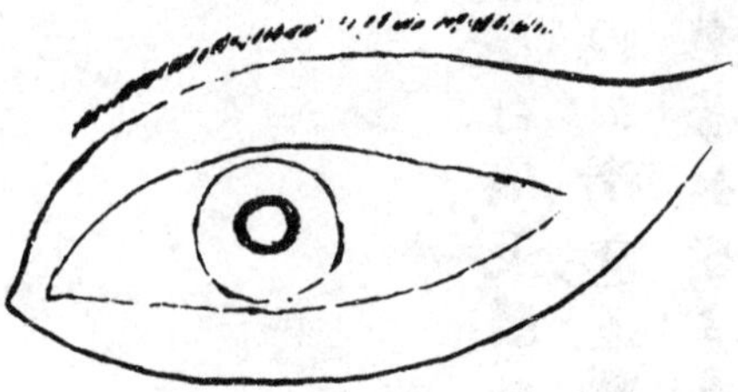

此圓翳恰如西瓜圈圈浮在水面上、占過金井頗大些、初起如薄霧輕烟、不癢不疼、漸漸昏昧、故曰內障、先患一眼、後則兩眼俱昏、此乃勞心焦思之殷、灯窗房飲之過、以致肝腎二經受傷、腦脂流下、肝風衝上、浮成是疾、宜用天字金鍼、從翳沒其針、尾與翳平、從翳上蓋下、依訣用針、緩緩取下、其針稍翎對鼻直、其翳方離瞳仁、停針良久、方可出針、眼目立見光明、多有氣旺之人、其翳復浮起、須令他睡、久依訣進前針、不可撓出外、若撓出外、恐傷黄仁、傷却黄仁、則傷血輪、宜服補肝散、補腎丸

補肝散

羚羊角二錢　白茯苓　細辛　人参　羌活　玄参　夏枯草

車前子　楮實子　黄芩各五分　防風三分　石斛五分

右研細末、每服二錢、米飲調下、

補腎丸

五味子炒　熟地酒蒸　枸杞子酒洗　楮实子酒洗　覆盆子酒浸　石斛草

肉蓯蓉酒洗　菟絲子酒煮　磁石煅醋淬飛過　車前子已上各一兩　沉香另研　青鹽二味五分

右研細末、煉蜜為丸梧子大、每服七十丸、空心鹽湯送下、

澁翳内障

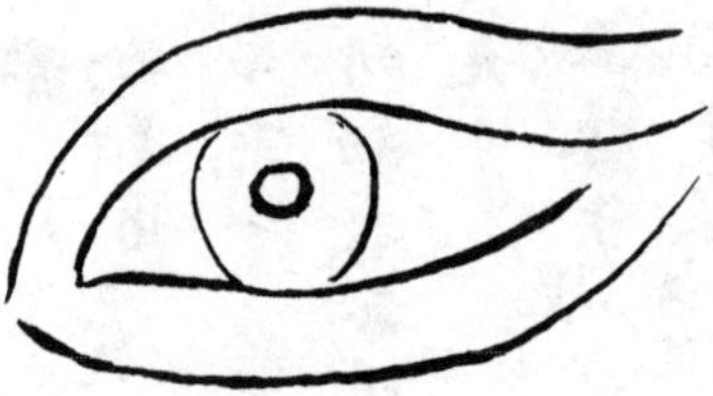

此翳淡白頻如脂膏之色、不圓如薄霧浮金井、近黄仁邊單住、不見三光、陰看緩緩而大、陽看緩緩而小、瞳仁歆散、此多有四圍、近黄仁粘際、年壯氣旺、難撥得下、若係老人氣衰者、無不効矣、依訣進針、其針頗向外方取得膜着從上諒蓋下來、其針之尾轉運、切不可兜向外、恐傷黄仁、血動灌溉瞳仁、昏朦不能視物、須服退血退風之劑、漸漸可也、宜人參蒙花湯煎散、還睛丸、

人參散

人參、　白茯苓　石决明煉過　草决明　白蒺藜　麥門冬、　蟬脫、　兎絲子、

黃芩　地骨皮　木賊草　牛膝　遠志　青相子　枳殼　甘草　木通

右等分爲末以木賊草淡竹葉煎湯調食後溫服

密蒙花散

密蒙花　石決明　羌活　菊花　白蒺藜　木賊草　枸杞子　青相子

蔓荆子

右等分爲末每服三錢食後茶調下

酒煎散

當歸　赤芍　防風　防已　荆芥　牛蒡子　甘草

右等分爲末每服三四錢水一盞酒一盃煎七分食後溫服

還睛丸

兔絲子酒洗　川芎　木賊　蒺藜炒去刺　白芍　熟地　甘草　羌活

青相子　密蒙花　當歸　枸杞子　肉蓯蓉

右研細末煉蜜爲丸如桐子大每服三十丸食後白湯送下

浮翳内障

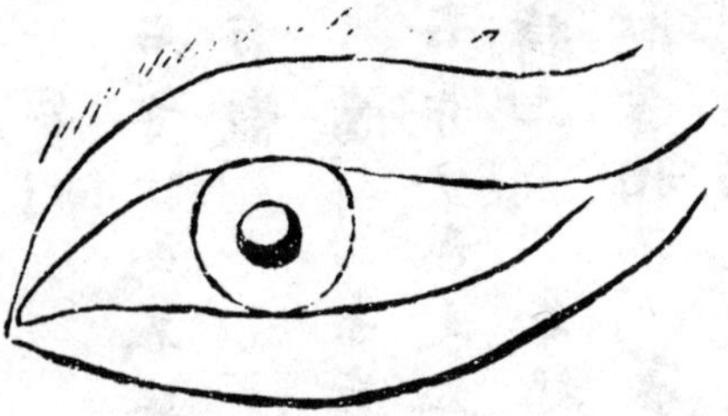

浮翳者、此乃浮在外、近黃仁金井邊、蓋因三焦不順肝風上衝、肺熱氣盛腦脂流下、不痒不痛、臨光無神、翳如銀色、瞳睛赤色、陰看畧大、陽看畧小、治法用天字金針、從翳膜撥上蓋下針法、其勢須近外、方得膜着、緩緩用針收下翳、切忌針尾割着黃仁、但此翳、年老之人氣衰膜柔而軟、易于服收、若年壯之人氣旺膜堅而很、難以收服、撥下仍浮、須經三五年下針、方可取效、宜服撥雲散洗肝散、墜翳丸、

撥雲散

菊花　黃連　黃芩　石決明　川芎　白芍　草決明　麥門冬　甘草

白水煎、食後服、

洗肝散

當歸　羌活　梔仁　薄荷　防風　大黃　甘草　加胆草　生地　川芎

右白水煎食後服

墜翳丸

石決明　牛胆　青魚膽　熊膽　羊胆各五錢　麝香四分

右陰乾為末丸如梧子大每服十丸空心茶送下

沉翳內障

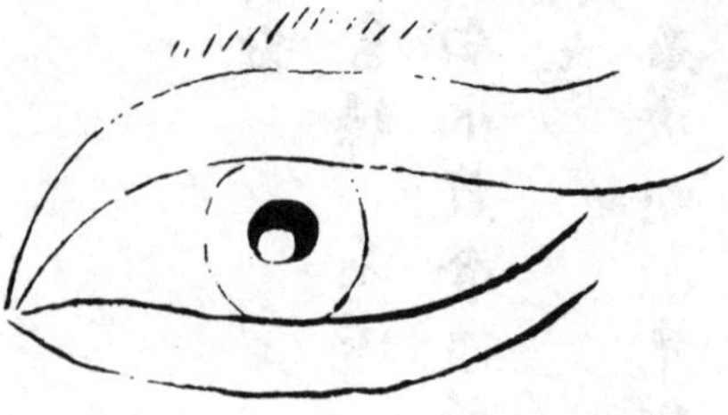

此沉翳者其翳沉在裏也四圍與黃仁離遠、不相粘帶、翳膜中之好翳也、蓋因肝臟勞熱、眼前常見黑花、年久凝結成翳、其色青白、瞳仁若沉在水中、治法宜用地字金針、一進、其翳如綿之軟、撥開裏針、一收就下、停針片刻、便可出針、眼目十分光明、雖二三十年、亦見効耳、此翳、多年清淡、黃色者是也、不分老幼之人、皆可法治之、宜服清肝散、蜜蒙花散、省風湯、鎮肝丸、

清肝散

當歸　赤芍　白芍　羌活　柴胡　前胡　知母　防風　荊芥

薄荷　黃芩　川芎　桔梗　甘草　石羔、　滑石　加枳殼　黃連

右以白水煎、食後熱、服、

密蒙花散　方載前流翳內障條

省風湯

犀角　玄參　知母　防風　大黃各五錢　黃芩　桔梗各一兩　羚羊角二錢半

右研末、每服二錢、水二盞用燈心竹葉同煎、食後服、

鎮肝丸

人參　白茯　五味　石決明　細辛　山藥　藁本　車前子　羌活

楮實子　夏枯艸　石斛草

右研末煉蜜為丸如梧子大、每服四十丸、清茶下、

冰翳內障

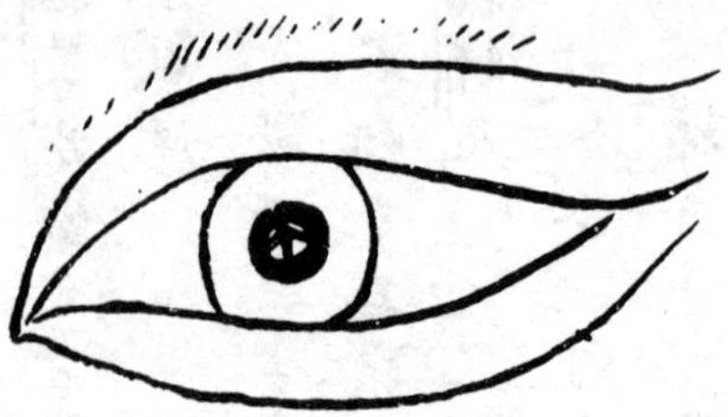

此冰翳者如冰雪之狀白、其翳中頓有裂痕、陰看略大、陽看略小、無嘔吐、無頭痛、此翳由肝臟積熱、火々成內障、其翳如冰、瞳仁漸大、治法用地字金針、從翳上依法運針蓋諒、此翳多斤々下來、不成團圓、一蓋一清、如此之狀、不用收針、運法停久七日解封之後、宜服退翳丸百日、光明如舊、若有頭疼、與頰骨疼或因嘔吐起因、其翳亦如冰雪之狀、陰看不大、陽看不小、如此之狀翳不可撥、縱撥不能得下、宜服通肝散、凉肝散、退翳丸

通肝散

白芍　柴胡　黄芩　細辛　草决明　龍胆草　蔓荆子　青相子

木賊草　蒺藜　防風　玄參

右以白水煎、食後服

凉肝散

當歸 赤芍 龍胆艸 羌活 細辛 玄参 草决明 防風
荆芥 薄荷 川芎 青相子 蒺藜 木賊

右用白水煎、食後温服、

退翳丸

青相子 蒺藜 木賊草 穀精艸 草决明 蟬脱 密蒙花
牛蒡子 防風 歸尾 龍胆艸 赤芍各一两 夏枯草 陳皮各七分 夜明砂五分
犀角二钱 石决明一两

右為末、煉蜜丸如梧子大、每服三十丸、不拘時酒送下、

滑翳内障

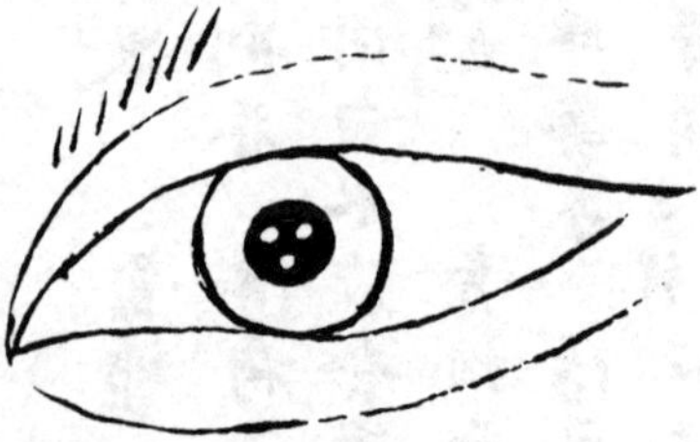

此滑翳者、其翳如水銀、珠子光瑩、不大不小、陰看雲膜則大、陽看雲膜則小、初患不痒不痛、先病一目、後乃相牵、漸漸失明、盖因腦脂流下、肝風上衝、則致是疾、治法宜用地字金針、從翳上緩緩蓋下、此翳最滑、其針須按翳上、中間若偏外、其翳滚外、起若如此滚、須令患者睡良久、與之茶湯、或能飲酒者、與之三四盏無妨、以壮其膽、然後再進針、收之即下者、停針須良久、隨依方服藥、再不浮起、多有次日再浮者、開封亦再可收下、三日不宜針、宜服密蒙花散、還睛丸、

密蒙花散　方載前澁翳内障條

還睛丸　亦載前澁翳内障條

散翳内障

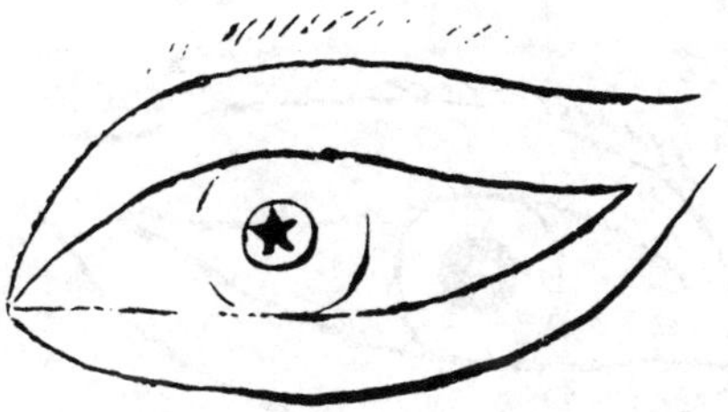

此散翳者，翳膜頗濃，疥瘡形狀，有重皮包着，內有漿水似膿，或如清臭涕。初起因肝經積熱，風毒上攻，久而生翳，漸漸失明。治法宜用天字金針，依訣而進，從上撥下，緩緩迸其膜，將離瞳仁，針勢若緊，其翳頗有白漿水流下，一半流出金井外水輪內，流眼通白如𡵉之狀，以膏封，令仰臥，五七日將養，其漿水還精，復流入金井內，其眼漸漸光明。宜服四物湯、洗肝散、還精丸。

墜翳丸　方載浮翳內障條下

四物湯　當歸　川芎　白芍　熟地　加玄參　谷精草　茺蔚子　桑白皮　生地　上白水煎，食後服

洗肝散　當歸　羌活　薄荷　梔仁　大黄　防風　甘草　川芎
加龍胆草　生地
右研為末，每服二錢，白湯調服，或煎服。
還精丸　方載前滋翳內障條

橫開翳內障

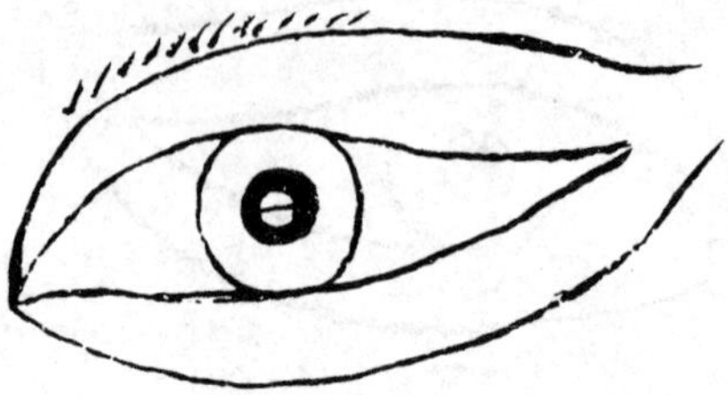

横開翳者，何也？因肝腎二經受風熱毒攻，以致瞳仁漸漸生翳膜，青白色，只一重，似傘摩托在黄仁金井內，金井外無圍遍之狀，最難動針，針向內則取不着，針向外恐傷黄仁，須天字金針，從上量下，平平針勢，似以水上蓋浮萍之狀，亦用拗碗面横收一重油傘之類是是也。此翳開鋒多開近些，方得法也。宜紫胡復明湯、省風湯、滋精丸、還精丸、去翳膜丸。

柴胡復明湯　柴胡　黄芩　羌活　独活　白芍　桔梗　川芎　白芷
白茯　蒼朮米泔水浸　五味　薄荷　甘草　藁本　蔓荆子
右各等分、清水煎、食後服

省風湯　方載前沉翳内障條、

治睛散　當歸　白朮　白芍　赤芍　羌活　菊花　梔子　密蒙花
右句水煎、起碗加蜜少許、和服、

還睛丸　方載前澁翳内障條、

去翳膜丸　兔絲子屎焙乾為末、煉蜜為丸如梧子大、每服二三十丸、米飲下、

偃月翳内障

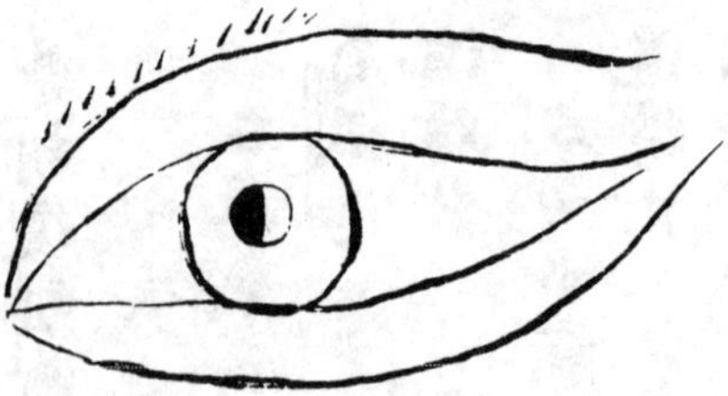

偃月翳者此症為肝腎俱勞致生翳障如偃月白色、不能辨物恰似初九初十夜月半現半埋其翳上一半向裏生下一半向外生帶黃仁如此之症仰看高可見些物若低頭看全不見陰看太陽看小治法宜用地字金針一撥就下停針良久出針其翳又浮上何也上半邊不粘黃仁下半邊粘黃仁不脫須有顛倒針法從下撥上將下也撥離黃仁方運針法依口訣、方可成功、宜服補肝散、修肝散、補腎丸

補肝散　方載前圓翳内障條、

補腎丸、　方載前圓翳内障條、

修肝散　當歸　甘草少　防風　連喬　薄荷　黄芩　梔子　大黄　草決明
蔓荊子　細辛　白芍
右研末每服三錢食後加蜜少許調下日進三服

大雲翳內障

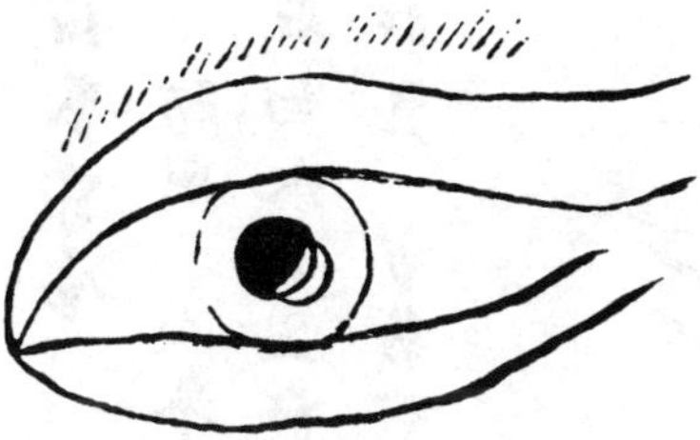

大雲翳者不痒不痛漸漸昏朦乃七情所傷肝腎二經鬱結不散致成是疾其翳似小龍眼核大陰看滿眼全然是大陽看略小此翳最健有力宜用天字金針開其頭針法從上撥下須離瞳仁停十分久方可取針出不可急而不久恐又浮起若浮上須令他睡倒良久或睡一時之久又可進針緩緩收下此翳年老之人無妨可撥若後生年壯氣旺其翳帶白終難下手須齋三五月然後可動針宜服冲和養胃湯補肝散還精丸

冲和養胃湯　當帰　白茯　柴胡　五味　白芍　黄芪　羌活　甘草炙
防風　人參　白术　升麻　乾葛　干姜
右白水三盞煎至二盞、再入黄連黄芩、復煎一盞、食後稍熱服、
補肝丸　方載前圓翳内障條　還精丸　方載前澀翳内障條、

小雲翳内障

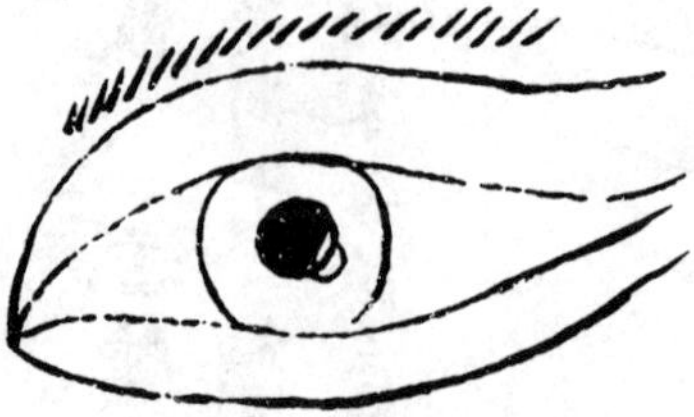

小雲翳者、十分小也、此翳多生肥壯之人、或思慮過多、或灯窓勤勞、致傷肝腎二經、勤發之際、不痒不痛、或時昏暗、或見黑花、以成是疾、雖則翳小、其實頑健、何也、非翳小也、乃肝實血旺、金井鎖緊、其翳亦隨而小、宜用天字金針、從上撥下、緩緩用針、此膜四圍粘黄仁、若扯浮緊、扯傷黄仁血出、雖翳收、血灌瞳仁、則有此痛、一時不明、須服退血散之藥、漸漸澄清、終久光明、切忌口、及勞事等、宜服密蒙花散、還精丸、墜血丸、

密蒙花散　方載前溢翳內障條、　還精丸　方載前溢翳內障條、

墜血丸　歸尾　赤芍　生地　牛膝　蒺藜　石決明　五味子　芎藭
知母　細辛　香附　紅花
右研細末、煉蜜丸如梧子大、每四十丸、白湯送下、

棗花翳內障

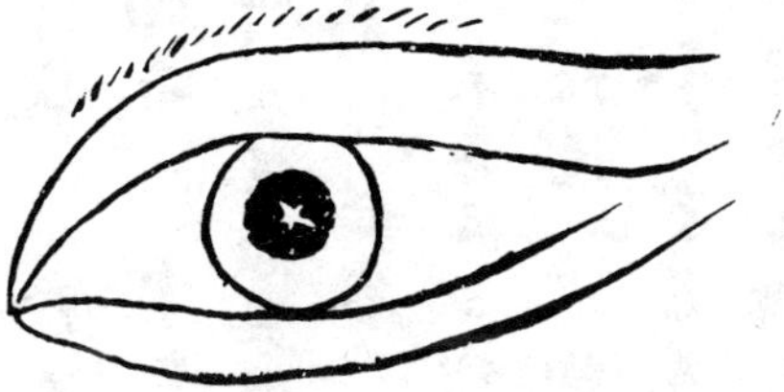

棗花翳者、此症頗旋臨热痛痒不休、眼前常見黃黑二花、眼中有翳、参差如棗花、先起之時、瞳仁之間、金井內水中、先有一點、碎碎旋成、經二三年間凝結、方成內障、如棗花形狀、四圍如鋸齒、宜用天字金針、從上撥下、多的能碎、屑屑而下、一盞一淸、其翳不斥陂、須撥三五下金針無妨、一時雖見、濛濛然若烟霧、視物不可真、隨服湯散丸藥、光明復舊、宜服羚羊角飲、凉隔散、枸杞兎絲湯、還精丸、

羚羊角散　羚羊角　防風　人参　知母　白茯　玄参　桔梗各五錢

細辛　車前子　黄芩各二錢　枸杞子　熟地

右研末每服五錢水煎服

涼膈散　黄芩　梔子　薄荷　甘艸　連喬　大黄　黄連　黄柏　朴硝（此味前一貼用後勿用）

右研末每服三錢白湯調食遠服

枸杞兒絲湯　枸杞子　菟絲子　覆盆子　青相子　熟地　防風　薄荷

玄参　密蒙花　當歸　石決明　龍胆草

右水煎磨石蠏起硫食後服

還精丸　方載前流翳内障條

驚振翳內障

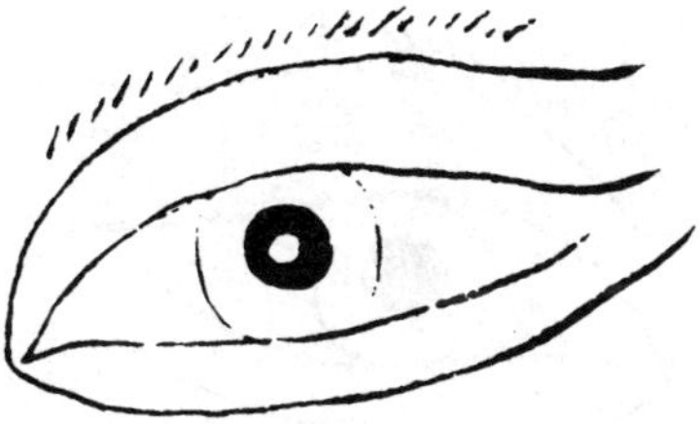

驚振內障者、或因被人打着、或撞着、或從高處跌下低處、致而昏暗、二三年間、一時內障形狀、陰看能太陽看能小、不辨三光、宜用天字金針、從上撥下、立見光明、又有此症、或後生人患雲翳、小小陰看不大、陽看不小、不見三光、如此之狀、切不可撥也、宜服歸花湯、當歸活血湯、還精丸、

歸花湯

當歸 密蒙花 黃連 熟地 楮實子 覆盆子 枸杞子 玄參
連翹 防風 石斛草 陳皮 白芍

右水煎、食後服

當歸活血湯

歸尾 黃芪 沒藥 川芎 蒼朮 熟地 生地 赤芍

青風內障

蒺藜　紅花　香附　牛膝

右等分為末白水煎食後溫服、

還精丸　方載前澁翳內障條

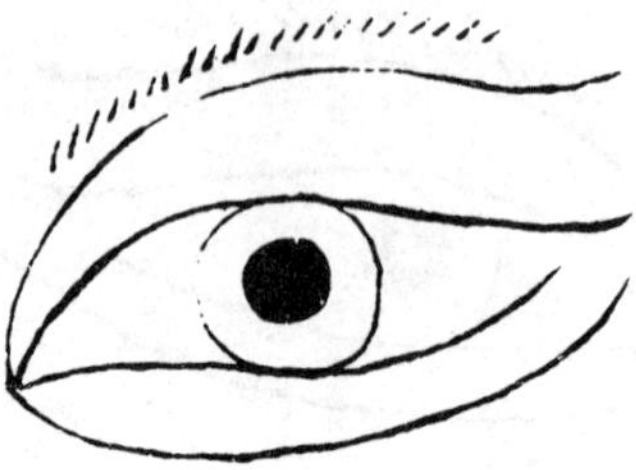

青風內障者、無乃五風變五色、不離頭痛而起、亦因酒色過度、內傷腎氣、不痒不痛、漸失其明、眼目俱不傷損、故無所見、日積月累、瞳仁開大、漸漸變青色、惟初患之時、依方服藥、若神氣散盡、不見三光、更無治法、宜服羚羊角湯、歸杞湯、十一味還精丸、羚羊湯、

歸杞湯

當歸　枸杞子　楮實子　覆盆子　石斛草　密蒙花　熟地
黃連　防風　玄參　連喬　白芍　陳皮

右水煎食後服、

十一味還精丸

川芎　白朮　防風　木賊　羌活　甘草　蒺莉　密蒙花
青相子　兔絲子　當歸

右研末米糊如梧子大、每服四十九日服三次、茶送下、

烏風內障

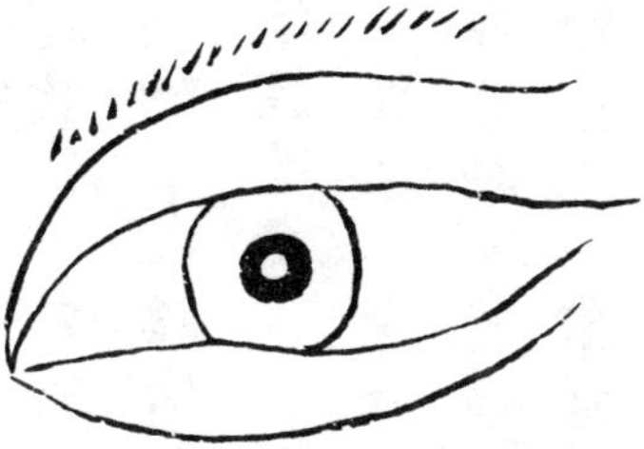

烏風者、五風變也此症不痒不痛、其瞳仁不開大漸〻昏沉、又無翳障、是由氣澁使然、瞳仁如黑墨形狀、當此之時、急宜服藥、若經二三年間結成翳、成青白色、陰看不大、陽看不小、至此之極、不可針撥、亦不可服藥、痼疾成矣、雖有良醫、不能為也、宜服益肝散、還陰救苦湯、滋腎丸、

益肝散

當歸 川芎 白芍 半夏 柴胡 黄芩 草决明 甘草 蒺莉
膽草 楮實子 水煎食後服

還陰救苦湯

歸鬚 黄連 黄芩、黄柏各七錢 細辛二錢 藁本四錢酒洗 升麻
蒼朮 甘草 知母 川芎 防風 羌活 桔梗 胆草 連翹 生地各五分
右各研末每服六錢食後服

滋腎丸

當歸 熟地 枸杞 白朮 白芍 白茯 牛膝 胆草 覆盆子
肉蓯蓉 川芎 玄參各一兩 兔絲子兩半酒煮 蒼朮米泔水浸 防已 厚朴 遠志
黄柏 知母 青相子 石决明 蒺藜各七分 香附 蒙花 磁石煉醋淬
砂仁各五錢 甘草四錢 人參三錢
右研末煉蜜丸如桐子大每服三五十丸鹽湯下或酒下

綠風內障

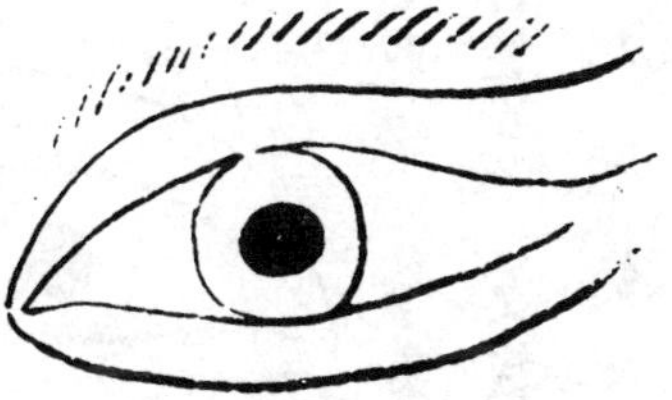

綠風者乃五風變化之症因肝氣熱極虛勞所致亦且腎水不滋肝氣日損日久則變為昏初時但覺頭額鼻頰諸處疼極夜見有花紅黑不定先患一眼此乃相牽俱患此症惟初患之時宜服羚羊角飲還精丸之類是也倘至喪明瞳仁變綠不見三光終無治法不用服藥不須針撥就婦人多患是症何也心主肝納血婦人以血為主血衰不榮於肝致肝胆熱極變成綠風唯矣宜服羚羊角散羚羊角飲還精丸

羚羊角散

羚羊　防風　川芎　羌活　菊花　半夏

右研為末每服二錢荆芥湯調下

羚羊角飲　方載前枣花内障條

黑風內障

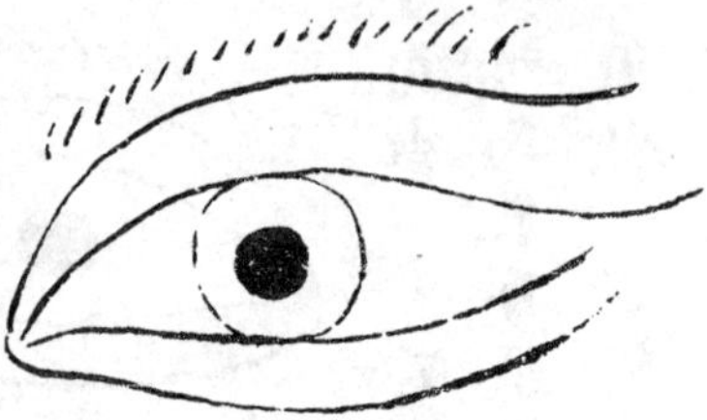

黑風者、五風變也初發時、頭旋腦痛、眼流生花往來、昏黑、蓋因房事不節、臟肝虛勞致使頭腦諸部、骨節背疼瞳仁開大、因之失明、當此之時、切宜依方服藥救治、若神耗散盡總為不治之症、宜服密蒙花散、鎮肝丸地黃丸、

密蒙花散　方載前澁翳內障條、

鎮肝丸　方載前沉翳內障條、

地黃丸　熟地二兩　當歸　赤芍　石斛　藁本　夏枯草　楮實子　青相子　蔓荊子　草決明　龍胆草　白芍　黄芩各一兩　遠志去心　黄芪各五錢

右為細末煉蜜和丸梧子大、每服三十丸、食後日進三服、

肝虛目暗內障

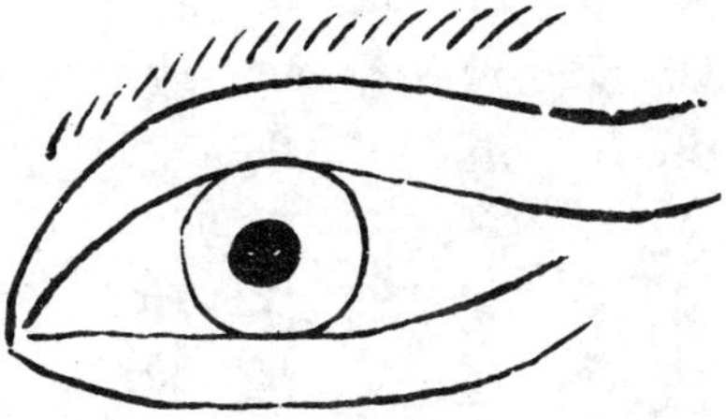

肝虛目暗者、此乃勞力之人、多受暈疾、或尋思家事、夜卧不安、或酒色過度、或夢泄精、夜觀細字、致損肝腎二經、急宜保方服散丸、若至喪明、則無治法、宜服菊花補肝散、人參散、修肝散、還精丸、

菊花補肝散

甘菊　熟地　白芍　白茯　細辛　防風　柴胡　甘艸

柏子仁

以上等分、半水半酒煎、食後服、

人參散　方載前瞖內障條

修肝散　方載前偃月內障條

還精丸　方載前瞖內障條

雷頭風內障

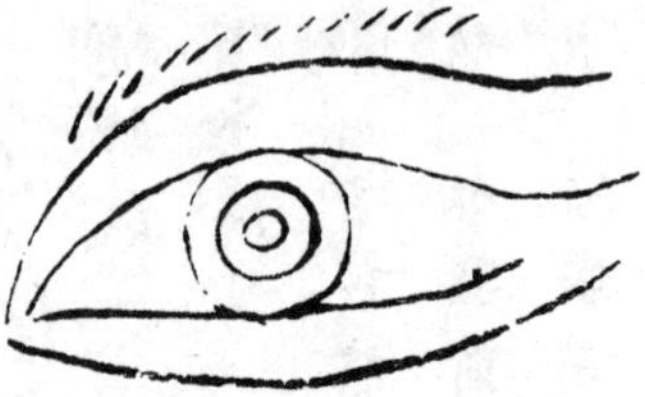

雷頭風者、大抵肝風熱毒上衝於腦、及面目頸項俱腫、初頭痛如雷痛難忍、或痛吐或惡心、故曰雷頭風、久而毒氣入目、當此之際、如若致失明、不見三光、瞳仁漸大、如黃蠟色、日夜如一般同、素無治法、男子少得、婦人多受是疾、宜服瀉肝散、蘄艾湯、石羔散

瀉肝散

知母　黃芩　桔梗　大黃　朴硝　馬豆四十九个

右研為末、每服四錢、白水煎、食後服、

蘄艾湯

蘄艾　薄荷　菊花各三分　南星　全蝎各半錢　細辛五分　麝香一分匙硫

右白水煎、食後服、

石羔散

石羔五錢　麻黃一兩　乾姜七錢五分　何首烏五分

右研為末、每服二錢、白水煎、食後服、

金星翳內障

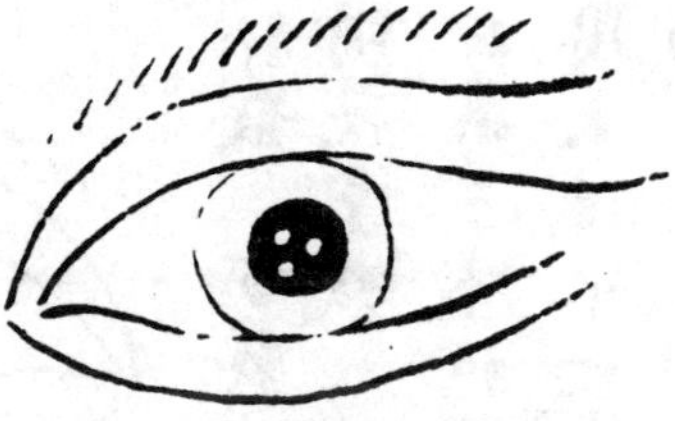

金星翳者、類金色皆因大病後或極頭痛起因、須與內障內同列、陰看能大、陽看能小雖見三光最難撥也此症十個之中、縱有一二能光、翳最堅牢、又有一症瞳仁鎖緊、其翳如秤星瑩瑩金切不可動針、一動針、黃血來混雜、似水流入金井中、清濁不分、永為痼疾矣、宜服撥雲散、試効丸

撥雲散

黃連　黃芩　川芎　白芍　菊花　草決明　石決明　門冬麦　甘草

右清水煎食後服

試効丸

歸身　生地　茺蔚子炒　黃栢鹽水炒　柴胡各五分　熟地八分　赤芍一兩二分　川芎　防風　知母鹽水炒　羌活各三分　牡丹皮　寒水石　丹參各永　香附童便入鹽煮炒去皮毛不

右研為末煉蜜為丸如桐子大、每服五十丸、白湯下、隨以物食壓之

高風雀目內障

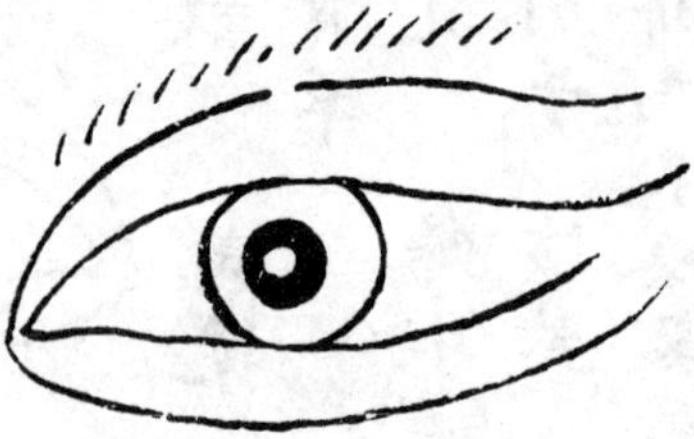

高風雀目者、乃肝中積熱、腎水衰不能制伏肝火、肝火壅盛致傷于目、黃昏易物至點灯、全不見物、漸漸昏朦、視物惟見直上之物、依方服藥外、又可用夜明砂、蘸白豬婆肝空心食之、或羊肝連胆煮、露一宿、切薄、空心蘸夜明砂、食之亦可、此症、初患時若不諳調理、延至日久、變為青盲、終為不治之症、宜服清肝散、光明夜靈散、夜明散、羊肝丸、

清肝散 方載前沉翳內障條、

光明夜靈散 石決明（煉又䃺） 夜明砂（研爛二錢） 豬肝（一兩生用）

右藥二味和勻、以竹刀切肝作兩片、將藥鋪肝上、合定、以麻線縛緊、勿令藥出外、用米泔水一大碗、入磁礶內煮肝、泔水煮乾至一小半、臨臥連肝併汁同食之、立効

夜明散

夜明砂 谷精草 木賊草 蟬退 蚌粉各一两

右研為末以猪肝切開捲掺藥末在內放鍋內煮熟細嚼下効

羊肝丸

茯神 當歸酒洗 熟地酒蒸 白茯 柴胡 黄芩各一两 草決明 蔓荊子

知母 黄柏各七分 赤芍 白芍 蒼术米泔水浸 香附四製 玄参 牛膝

兎絲子酒煮各一两 龍胆草 青相子 枸杞子 石決明煆 麦門冬去心各五分

同羊肝為末煉蜜為丸梧子大每服三十丸温湯下

肝虛鷄盲內障

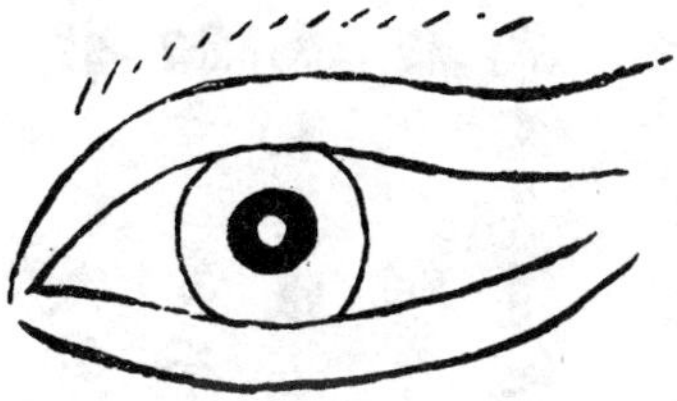

肝虛鷄盲者、乃肝之虛也、鷄盲、與雀目不同、至酉時黃昏、則不見物、至點燈時、又見物、雀目者、黃昏見物、點燈時全不見物、故此分為両症、鷄盲者、惟視直下之物、雀目者、惟視直上之物、能視上者、宜補肝散、能視下者宜車肝散、鷄盲之症、亦宜白猪婆肝空心蘸夜明砂食之或用老米煮鴨肝粥頻頻食之

補肝散　大黄（酒蒸 久晒）　川芎　菊花　防風　大力子（炒）　荊芥　玄參　蒺藜

細辛　黄芩　梔子　木賊　甘草　草決明（炒）　蒼术　蔓荊子

右為末每服二錢臨卧飲湯調或酒調下。

車肝散　細辛　黄芩　防風　充蔚子　木賊　大黄　車前子

右為末烏豈七粒同煎食後服。

白翳黄心內障

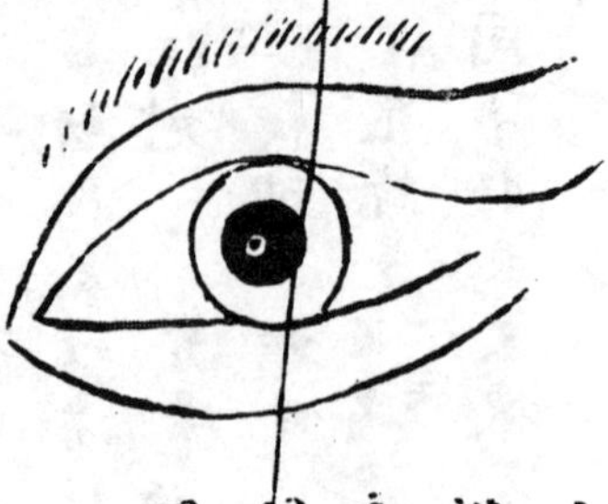

白翳黄心者由勞傷太過肝膽風熱虚火上攻有時昏朦不能辨物翳形如梅片白似銀惟黄一點黑中初起之時瞳仁中間先有一點如粟米大日夕圓圓漸漸湊成内障此翳須二三年間方可撥得下若年近恐撥散不成片而下此症易識中間分明一點厚些四圍不共一色而薄也宜服密蒙花、墜翳丸。

密蒙花散　方載前涵翳內障條

墜翳丸

青相子　草决明炒　玄參　細辛　防風　赤芍各七　車前子

穀精草　密蒙花　熟地　龍胆草　黄芩各八　白蒺藜炒去刺　木賊　蟬退去足各五

石决明煅五分

上研細末，煉蜜為丸，如桐子大，每服三十丸，食後滾湯或酒下。

黑花翳內障

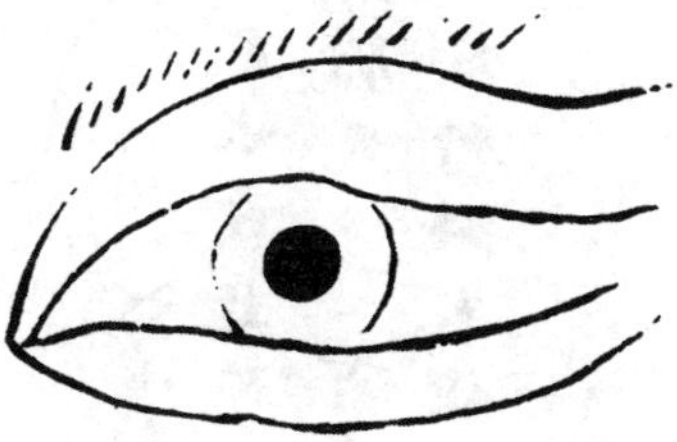

黑花翳者，此症頭旋腦熱，眼黑生花，肝膽積熱，風上衝腦，凝成翳，如烟色，如鍋煤百草霜之狀，隱隱深沉在水之中，不能視物，先患一眼，後乃相牽俱暗。此症多是思慮性燥之人有之，難少。此症須經三五年間，不辨三光，陰看能大，陽看能小，依法須用天字金針，從上撥下，其翳連人扯得長，黑翳方離瞳仁，瞳仁漸漸回圓，停針良久，方可出針，眼光明矣，宜服治眼散、凉胆散。

當歸 白朮 白芍 羌活 菊花 赤芍 密蒙花 梔子

右水煎起碗加冬蜜少許和服

涼膽丸

黃連 黃柏 黃芩 防風 荊芥 蘆薈 龍胆 柴胡 地茄子

右研細末煉蜜為丸如梧子每服三十丸清茶送下

大眥赤脉穿睛外障

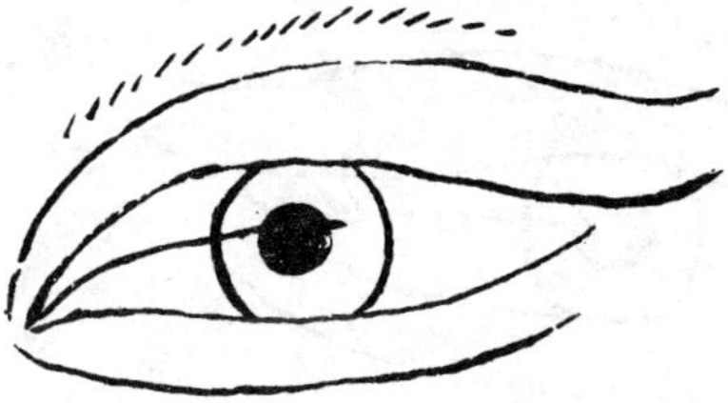

赤脉穿睛之症、起于大眥者、心之實熱也、此心邪之侵肝也、心屬火、主血、肝屬木主筋〻得血灌引、漸至黑睛、慢掩瞳仁、甚則看物如隔紙絹、大抵三焦相火炎上、或勞神心事太過、或夜觀書史、或能飲酒、或好食五辛諸熱物、皆致生是疾、治法宜瀉火退熱、有老少不同之治、日積月累、筋脉大者、用小鋒針逐箇抽斷毒血流出、赤脉斷矣、若是乍發赤脉、不用抽法、只點以清涼丹藥、服以四順散八正散當歸散導赤散

四順散

當歸　大黄　甘草　赤芍　各等分為末白水煎食後服

八正散

萹蓄　瞿麦　梔子　大黄　木通　滑石　車前子　甘草

當歸散等分加竹葉灯心蔥頭同煎食後服、
人参 桔梗 白茯 玄参 黄芩 大黄 羚羊角
右白水煎食後服

導赤散
生地 梔子 木通 甘草 燈心 淡竹根 上白水煎食後服

小眥赤脉附睛外障

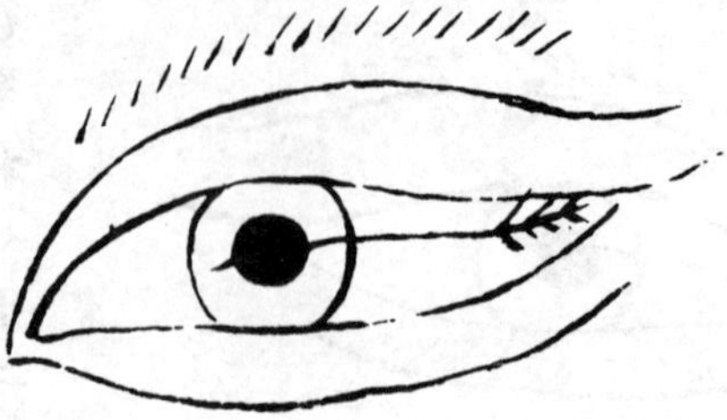

小眥赤脉附睛者、心之虚也、與大眥不同、故分兩症治之、大眥赤者、心之實也、小眥赤者、心之虚也、心者、五臓六腑之宗、且屬南方、候象火德、又屬五行生旺、火生土、火乃土之母、脾土實、則心火虚矣、治法、先瀉其脾之實、後補其心之虚、氣多因夜勤灯火、勞傷心經、致心氣虚弱、血運不行、積在小眥不散、宜補心之劑、服之、因大眥與小眥之症殊、故因引此二者、以為後學者識焉、此症、宜點藥、不宜抽剪、宜服加减大黄當歸散、瀉脾散、九仙飲、補虚人参茯苓丸、

加減大黄當歸散

大黄　當帰　甘草　人参　白茯　黄芪　麦冬　知母　桔梗　黄芩　連翹　以上白水煎食後服

瀉脾散　方載鷄冠蜆肉外障條

九仙飲

當歸　川芎　赤芍　黄芩　甘草　荊芥　菊花　白芷　木通

右白水煎食後服

補虚人参茯苓丸

人参　白茯　遠志　白姜蚕　甘草　白附子　續斷

右為細末煉蜜和丸如彈子大每服一丸細嚼桔梗湯下

努肉攀睛外障

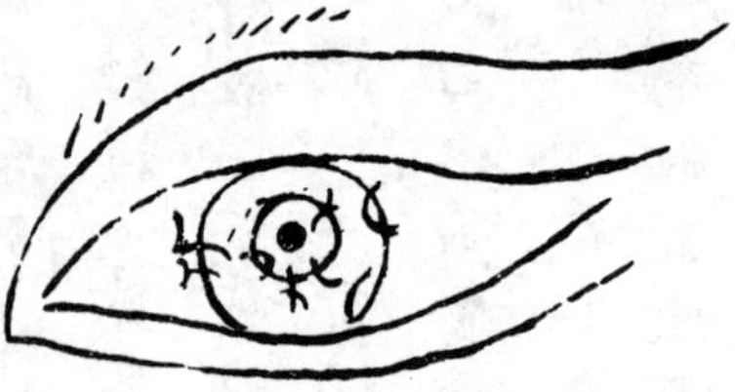

努肉攀睛者與大眥赤脉同。然此症脾胃熱毒、心肺二經火邪衝目、致有内眥肉息、漸起攀睛、久而不退、蓋脾為倉廩之官肌肉之府脾受肝邪、多是七情鬱結之人或夜尋思家事與歌或飲酒樂慾致使三焦壅熱或肥壯之人血滞于大眥努肉發端之時、多痒、因閑手擦摩努肉、漸〻生侵黑睛日積月累者為實、乍發乍起者為虛治法實者以小針為鈎〻起努肉、剪斷然、寬三五日剪根痕掖滿方可用藥吹點餘臀漸〻消須避風忌口辭或若乍發者不宜鈎剪只宜服藥點以淡丹藥宜服梔子勝奇湯龍胆草散冷風湯、三黃丸、

梔子勝奇湯

梔子　石羔　草决明　防風　荊芥　木賊　蒺藜　蟬脱

羌活　黄芩　蔓荊子　谷精艸　菊花　甘草　密蒙花

右為細末每服二錢臨卧時熱茶調下。

龍膽草散　龍胆艸　甘草　木賊　草决明　菊花各一兩　川芎　香附各二兩

右爲細末每服二錢麦門冬薄荷煎湯加砂糖一匙同調臨卧服

冷風湯　防風　黄芪　充蔚子　桔梗　五味子　細辛　大黄

右白水煎食後服

三黄丸　黄連　黄芩　大黄　爲細末煉蜜和丸桐子大每服卅丸滚湯下

鷄冠蜆肉外障

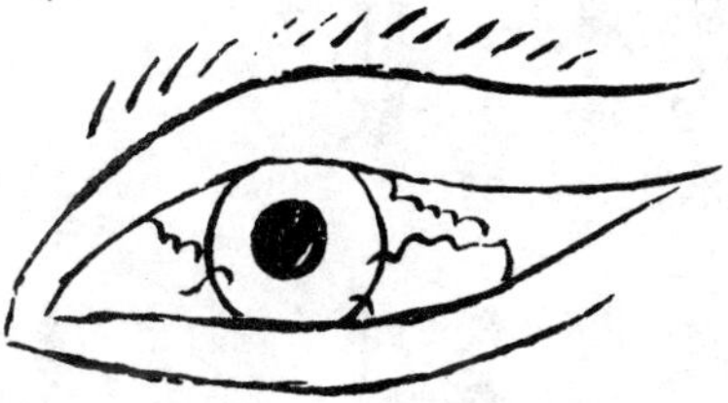

鷄冠蜆肉者心之熱酒之毒也脾胃壅滞肝臟積熱肉翳漸漸而長黑睛發来高大形似鷄冠蜆肉壅蔽大眥皆因相火胃火鬱結致生紅肉砂溢濺出治法初發之時用小鋒針針破使悪血流出以輸其肉二三日又針一次又法可剪竹葉作捲小筒彈進鼻孔內放出血或用小針亦可右眼右孔左眼左孔或用三黄丸或朴硝丸如彈子大夜含化一丸以沃上焦之火正爲揚湯止沸莫若去薪發久肉翳者可烙三五度其効甚速烙可用軟皮剪孔濕按

眼眶烙則不傷四眥此內有虛有實若虛切不可剪剪則血流汪汪變為其害或壅為桃李之狀難治矣劑宜服瀉脾散抽風湯

瀉脾散 歸鬚 赤芍 石羔 黃柏 黃連 草決明 蒼朮 枳殼 柴胡 香附 大黃 朴硝 水煎一二沸再加硝黃同煎半飢服

抽風湯 防風一兩 桔梗 大黃 細辛 黃芩 玄參 車前子各半兩 朴硝一兩

右為末每服四錢水煎服

三黃丸 黃連 黃芩 大黃各等分 加黃柏 知母 俱用鹽水炒

两睑粘睛外障

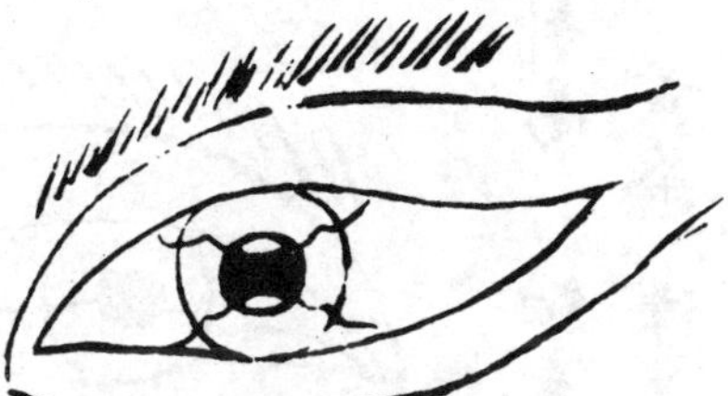

两睑粘睛者，脾胃風虛冷弱，邪氣聚于睑，以致胞睑風赤濕爛，肝腸虛熱，眵粘四眥，夜睡上下胞睑眵凝粘黐，血滯不散，久則漸生翳膜。治法宜用陰一陽三丹藥吹點。若發年久，眼皮漸長，雖不是拳毛倒睫，亦可俠此眼皮，使露黑睛，消散血氣飲積。有淤血可劆，可洗。爛痒者，洗以碧天丹，每日清晨用桑白皮入鹽薰洗，或大寒後不落之桑葉，名為鉄扇子，煎洗及妙，或菊花菊葉煎湯洗亦可。此乃發歇年久有此症，初發無此症矣。宜有風消風桑白散、烏犀角丸。

省風湯 方載前沉翳内障條下

消風桑白散 桑白皮 防風 荆芥 前胡 升麻 薑蚕 蔓荆子 芎藭 蟬退 羌活 薄荷 以上白水煎，食後服

犀角丸 犀角 桑螵蛸 白菊花 赤芍 玄參 人參 山藥 羌活 各二兩

右為細末，煉蜜為丸，如桐子大，每服三十丸，滾湯送下。

胞肉膠凝外障

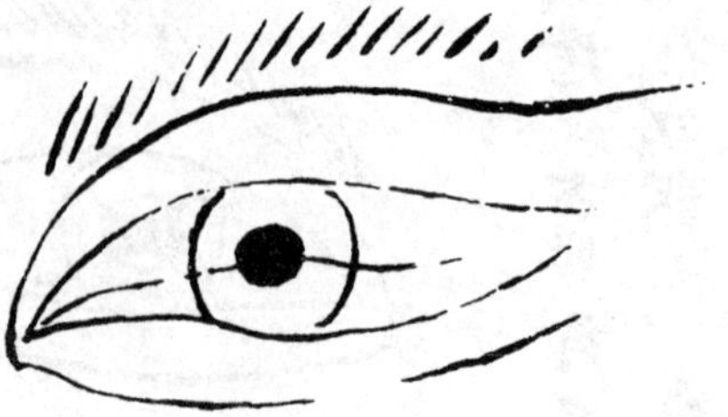

胞肉膠凝者，與兩瞼凝睛同治，法亦順同之。然前症瞼之病，此症胞之病，瞼熱則胗粘，病之淺，胞熱則膠凝，病之深，須分作兩症治之。脾胃壅熱，肝膈風充，胞瞼內蠢肉壅起，燗濕，胗粘膠凝，氣血壅滯，不能疏散，積之年久，黑睛生翳，朦昧不明，羞明怕日。治法，用陰二陽四清涼丹吹點，有淤血可劆洗，以桑白皮、鉄扇子、菊花、當歸、防風、荊芥、木賊、薄荷、塩花之類，胞肉積久堅硬厚實，翻轉烙二三度，而實肉自可消，宜服細辛湯、除風湯、三黃丸。

細辛湯

細辛　防風　人參　白茯　五味　車前子　玄參各一兩　地骨皮

黃芩　澤瀉各兩半　甘草五分

以上白水煎，食後服

除風湯　防風　細辛　桔梗　茺蔚子　黄芩　大黄　五味子　薄荷

石羔　黄柏　草決明　以上水煎食後服

三黄丸　方載胬肉攀睛條下

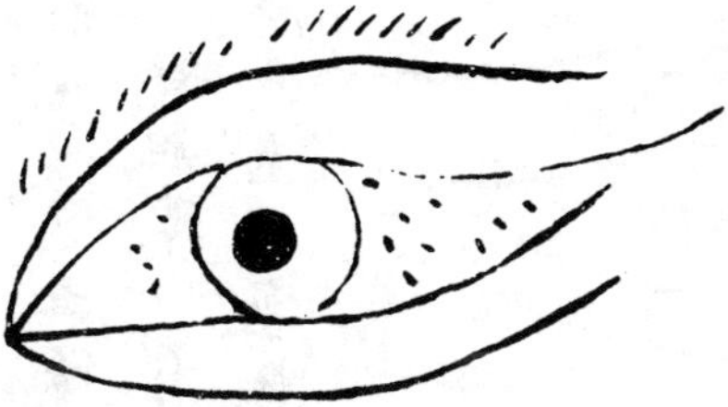

胞肉生瘡外障

胞肉生瘡者與胞肉膠凝瞼生風粟両瞼粘睛之症大同小異此皆上胞下瞼症也然中間分析治法各有輕重深淺劆洗針烙不同胞肉生瘡者大抵脾胃熱毒胞肉疙瘩或風粟受而為瘡者血熱化膿腐爛糧膘汁流膿浸漬黑睛生翳眼如珠砂顏色此症雖少不可不知治法用陰二陽十丹藥吹點目用桑白皮煎湯入枯礬塩花翻轉眼皮以鴨翎刷洗有瘡處以血竭乳香没藥輕粉陀僧為末嚴之或有瘡處烙二三下無妨宜服瀉脾湯清和散墜肝丸

瀉脾湯　方載鷄冠蜆肉條下

清和散　連翹　防風　荊芥　薄荷　黄芩　玄参　升麻　秦艽　瓜蔞根

右加灯心同煎食後服

瀉肝丸　五味子　石決明　車前子　知母　澤瀉　山藥各一兩　防風一兩五錢

龍胆草　青相子　柴胡　黄芩　草決明　白芍　蔓荊子

右為末煉蜜為丸如梧子大每服三四十丸清茶送下

瞼生風粟外障

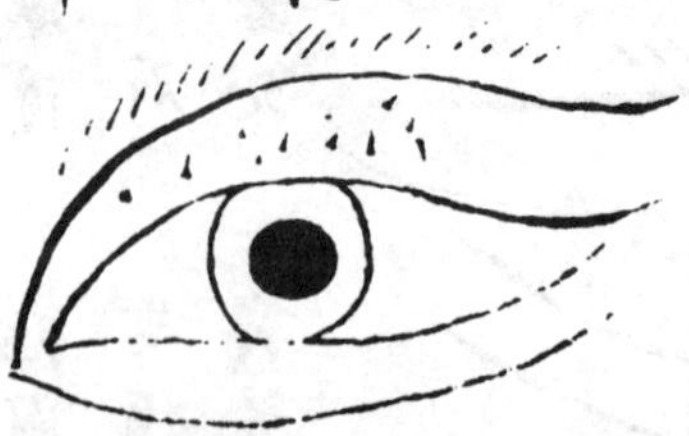

瞼生風粟者瞼間積血年久致生風粟與膠粘症同瞼膠粘睛無風粟也故此分瞼生風粟又作一症蓋胞者上胞瞼者下瞼也脾胃壅熱致令胞瞼之間漸成風粟如麻如米甚如楊梅之狀摩擦瞳仁黑睛有翳久久漸昏流淚不止治法翻轉瞼皮以風粟逐个用鋒針簽簽針三五度亦烙之更妙黑睛有翳者用阴三陽五丹藥吹點三二夜吹一次忌口動風動血之物不宜食宜服除風湯退熱飲敗毒散

除風湯　羚羊角　山犀角　防風　知母　黄芩　玄參　荆芥　桔梗
大黄　朴硝　黄連　為末用水煎服

退熱飲　五味子　黄連　黄芩　車前子　梔子　石羔　連喬　龍胆草
玄參　防風　黄栢　地骨皮　充蔚子　水煎食後服

敗毒散　大黄　荆芥　牛蒡子　蔓荆子　甘草　用水煎服

天行赤眼外障

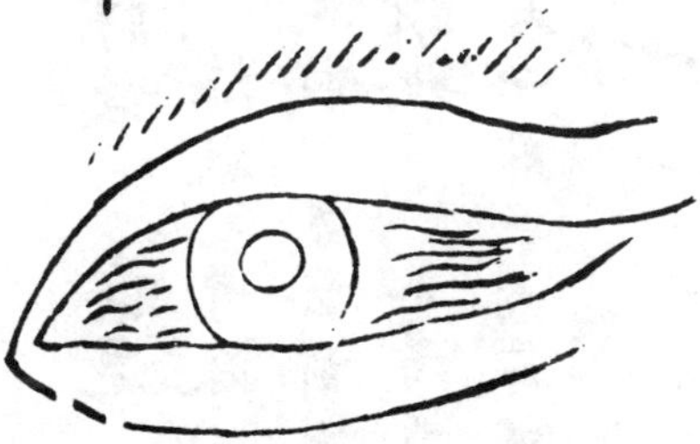

天行赤眼者謂天氣流行毒氣能傳染於人一人害眼傳於一家不拘大小皆傳一遍是謂天行赤眼腫痛沙澁難開或三五日而愈者此一候之氣其病安矣治法此症不宜剩洗只用五七歲童子小便煎黄連露一宿温洗日進五遍以解悪毒之氣更用胡宣二連明礬雄黄研細調薑汁點二眥通其悪淚其痛立止或酒調散酒煎散服二三貼無妨此症只氣候瘴毒之染雖痛之重終无傷于黒睛瞳仁也宜服瀉肝散八正散洗宜洗眼散

瀉肝散 黄連 黄芩 梔子 赤芍 甘菊 木賊 龍胆艸 葶藶子
防風 升麻 甘草 陳皮 大黄 朴硝 水煎食後服

八正散 方載前大眥赤脉穿睛條下

洗眼散 冬青葉 側栢葉 甘草 細辛 黄芩 防風 荊芥 薄荷
右一貼一兩煎濃薰洗日洗三次

大患後生翳外障

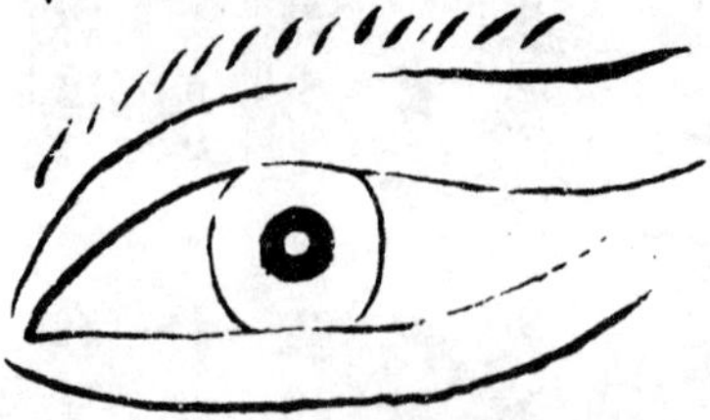

大患後生翳者與天行赤眼實同一症也何分兩症治之蓋天行赤眼只一候或五七日愈矣症雖同無生翳之患若大患後生翳者初時陡然而起腫痛發來甚重澁難忍憎寒發熱坐卧不安或通夜行至達旦羞明怕日淚出如湯鼻涕淚流兩眼腫起如桃日夜呻吟飲食無味二七不愈遂生白翳如黄膿瘡癤占在風輪其腦牽痛治法須用胡宣二礬藥點前研細調姜汁點用苦楝葉艾葉柳葉薰洗眼四順八正導赤散難治療痊只昏昧二三個

目方得復圓、失調理者、喪明必矣、

細辛湯　細辛　充蔚子　玄參　黃芩　桔梗　大黃　車前子

右以水煎、食後服

四順散　八正散　俱方載前、大眥赤脉穿睛條下、

暴露赤眼生翳外障

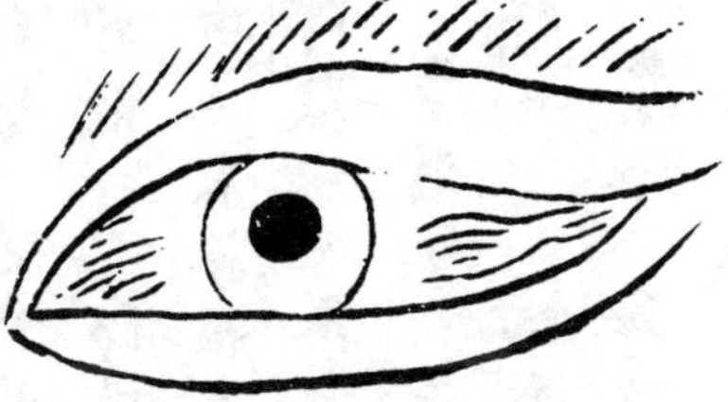

暴露赤眼生翳者、此症與天行赤眼同、但天行赤眼能傳染於人、暴露赤眼這患於一人而無傳染、天行者雖腫痛而無翳、暴露者腫痛而生翳、淚出、故此有別、治法、和其所因、量其老幼虛實、熱則清涼之、結則調順之、此眼縱有瘀血、切不可剸洗、亦不進補藥、宜服煎、酒散發散內、加麻黃、蒼朮、或大黃當歸散、疎通血氣、然後以淡藥洗、以黃連當歸防風荊芥菊花側栢葉赤芍薄荷之類、又宜服瀉肺湯、鎮肝丸

當歸散　方載前太皆赤脉穿睛條下

酒煎散　防風　防巳　荊芥　甘草　當歸　赤芍　牛蒡子

右為末每服三四錢水一碗酒一碗同煎食後溫服

瀉脾散　桑白皮　梔子　前胡　桔梗　枳殼　玄参　防風　赤芍　黄芩

蔓荊子　石羔　大黄　水煎食後服

鎮肝丸　細辛　楮實子　夏枯草　石斛　人参　石决明　山藥　羌活

藁本　五味子　車前子　白茯苓

右為末煉蜜為丸如梧子大每服四十丸清茶下

暴風客熱外障

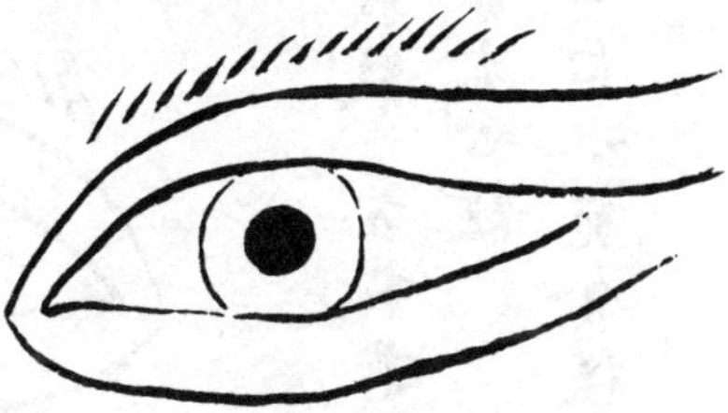

暴風客熱、此症與暴露赤眼同、暴露者、肝心二經病也、故赤而痛、致黑睛生翳、暴風客熱者、肝肺二經病也、故白神生虛翳、四圍擁繞、朝伏、烏睛凹入、白仁紅翳壅起、痛澁難開、故分別暴露與暴風之症、暴者、乍也、驟也、陡然而起、治法疏通退熱、涼膈瀉肝、增減酒調之劑、發散風熱、俗云眼熱忌酒、殊知酒能行血、藥無酒、不能行於頭目、此眼不可劆洗、不可點藥、暴客之症、來之速、去之亦速也、非比五臟六腑蘊積發歇之症同、俗謂傷寒眼也、宜服瀉肝散、涼膈散、三黃湯、

瀉肝散　方載前天行赤眼外障條下

涼膈散　方載前棗花內障條下

三黃湯　黃連五分　黃芩兩半　大黃酒蒸焙二分　加梔子　荊芥　防風各五分

右共為細末、用蜜調、不拘時候服、

疼如神祟外障

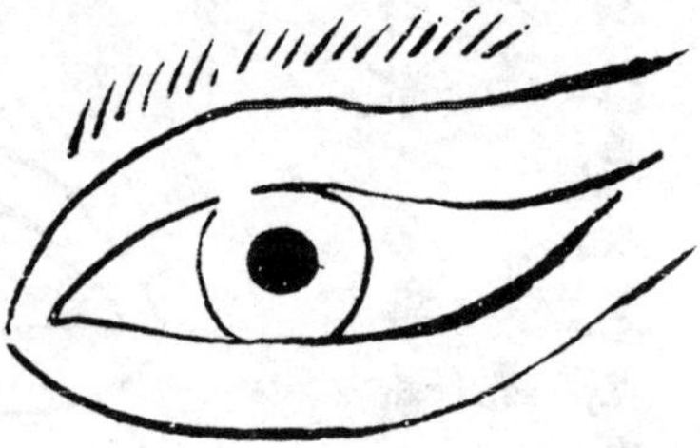

疼如神祟者、此因心火積鬱、血熱為病、好惡不常、久〻延患謂之邪祟、舊无根基、或日痛而夜愈、或夜痛而日愈、如艾之灸、如針之刺、忽来忽去、無踪無跡、故號曰神祟、世豈有神祟為禍而能害眼、蓋由陰陽偏勝、動靜氣血、攻擊使然、亦有信巫之人、因祈禳作福而愈者有之、孰知病勢將除、偶因如此而愈者、神祟眼非也、治法痛時只宜葱葉熨之、服酒煎散二三貼、止疼、照以時藥洗、以歸尾白芷防風赤芍川芎生地黃、止痛散血可也、宜服酒煎散、羚羊角飲、七寶洗心散、

酒煎散　方載前暴露赤眼外障條、　羚羊角飲　方載前棗花內障條下、

七寶洗心散　歸尾　赤芍　大黃酒蒸久晒　荊芥　梔子　甘草　麻黄

右白水煎、食後服、

痛如針刺外障

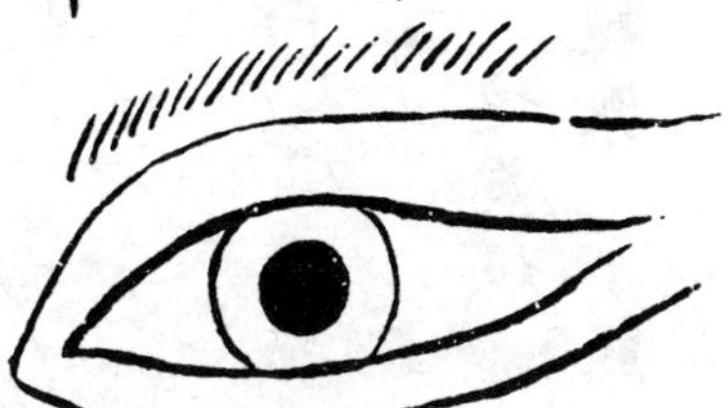

痛如針刺者，即是神祟症中，如艾之灸，如針之刺，二病同，然此症皆因心臟潛伏毒熱風壅，在於膈間，目眩頭痛，眼眶常急，夜卧澁痛，淚出難開，時時看針刺相似，久則翳膜蔽睛，急宜服瀉心湯、八正散之劑，口噙水嚼，以雄黃止其頭痛，點以時藥消散血氣，洗以側栢葉、防風、荆芥、薄荷、黃連、生地之類，黑睛有墨，如釘之釘凹進，痛如針刺者，點以淡藥可也，宜服瀉心散、八正散、洗心散。

瀉心散 大黃 黃芩 桔梗 知母 玄參 防風 馬兜鈴

右以水煎，食後服。

八正散 方載大眥赤脉穿睛外障條下。

洗心散 當歸 防風 薄荷 荆芥 麻黃 甘草 赤芍 白朮 大黃(酒蒸久曬)

右等分為末，每服三錢，食後白湯調下。

傷寒熱病後外障

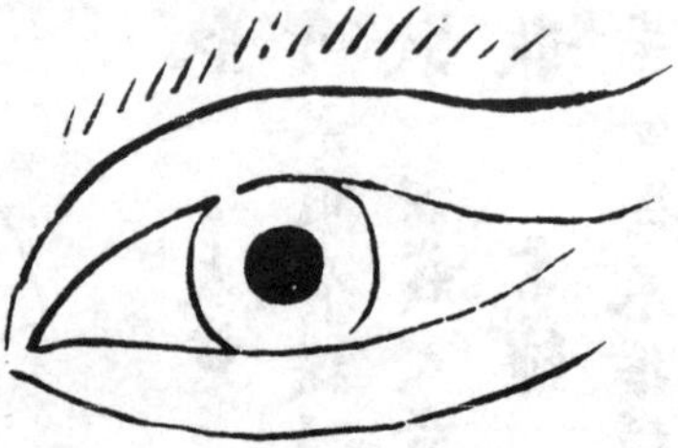

傷寒熱病後外障、蓋由大病新瘥、熱毒未除、餘熱未盡、形體羸瘦、臟腑未實、氣血尚虛、陰陽偏勝未復、縱口多食五辛油膩煎炒一切等物、諸毒蓄積于內、熱邪表出于外、攻衝于眼〻者、五臟六腑之精華、其症各現于五輪、此症發時、赤腫淚出、痛澀難開、瞳仁潤大、黑花繚繞、不能遠視、此血虛也、治法、照以時樂散風活血、當歸地黃菊花防風荊芥薄荷之類、不宜剃洗、只宜平補臟腑、損其有餘、益其不足、是為治法也、此症切須忌口毒物皆不可食、忌兩三個月方可、宜服瀉肝散、決明散、熊膽丸

瀉肝散　方載前天行赤眼外障條下、

決明散　石決明　草決明　羌活　荊芥　梔子　木通　赤芍　麥門冬　地黃根　白水煎食後服、

熊膽丸　熊膽　車前子　澤瀉　細辛　石決明　牛膽　茺蔚子　乾地黃

風牽出瞼外障

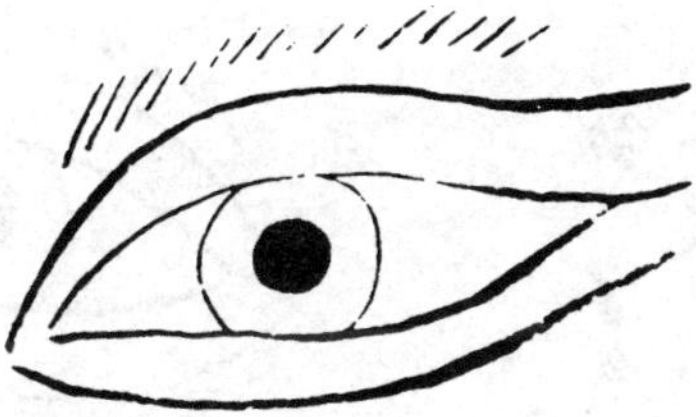

龍膽草

已上為細末、煉蜜和丸桐子大、每服三四十丸、白湯或酒下、

風牽出瞼者、脾胃受風毒在胞瞼之間、瞼受風而皮緊、脾受風則肉壅、此皮緊肉壅、風牽出瞼、淚出汪汪、無分四季、此土陷不能隄水之積於瞼、濕爛之狀、治法先用摩風膏、刮散皮外風邪、搽以白蘞膏消風散毒、翻轉瞼皮、烙三五度無妨、此症一年半載易治、若年久肉堅難治、若眼有紅筋貫上、黑睛有翳有膜、吹以丹藥、痒爛洗以碧天丹、此症大抵眼弦之病也、此症大風癩疾之人、面部所牽多受是疾、難以調治、故名為風牽出瞼、宜服黃芪湯、又搽白蘞膏、

黃芪湯

黃芪　茺蔚子　人參　白茯苓　地骨皮　大黃　甘草

右以白水煎、食後服忌口、

白蘞膏

白蘞　白芨　白芷　白蘞皮　加石決明　牛蒡子

石等分為末用牛脂熬將末入內同熬成膏早晚以膏搽于臉胞屢用有効、

風牽喎斜外障

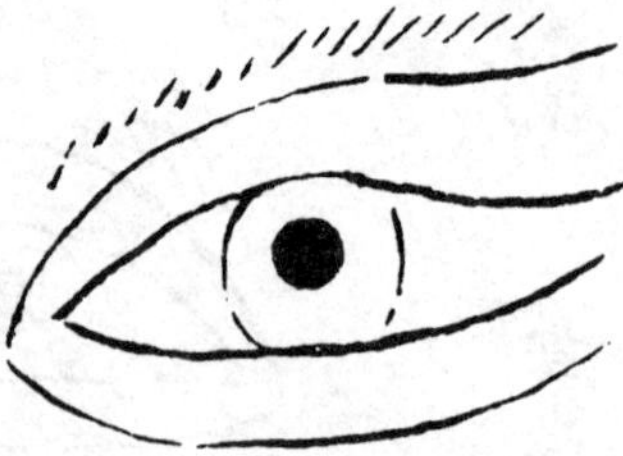

風牽喎斜者雖與風牽出臉同然喎斜者脾胃虛、房事不節脾胃有毒夜卧多痰、或醉飽坐卧當風癱瘓、左右忽覺風牽喎斜眼中亦癢時〻瞤動其眼血絲四起、瞳仁不開大視物濛〻甚至半身不遂治法、急用摩風膏摩搽面部、更以劆沙子將所患風牽一邊手臂遍劆、或遍身亦可劆、一日一遍、用大磁青碗搗蟣入磁石多寡、攪麵糊為餅烘熱貼面、對患一邊、左喎貼右、〻喎則左貼、至扯口眼端正其藥取起、又可灸頰車耳門穴開口取之、太陽人中承漿、喎左灸右喎右灸左、近患易治、若患經年難治、宜服羚羊角飲、又攻風敗毒散、又搽摩風膏、

羚羊角飲　方載前棗花內障條下、

攻風敗毒散　藁本　芫花　羌活　防風　川烏　草烏　山烏荳　骨碎補

右以白水煎、食後服、

摩風膏 當歸 川芎 白芷 防風 細辛 香附 木香 赤芍 肉桂 骨碎補 沒藥 以上用豬脂或牛脂、或鵝脂、入黃蠟熬膏用、

被物撞破外障

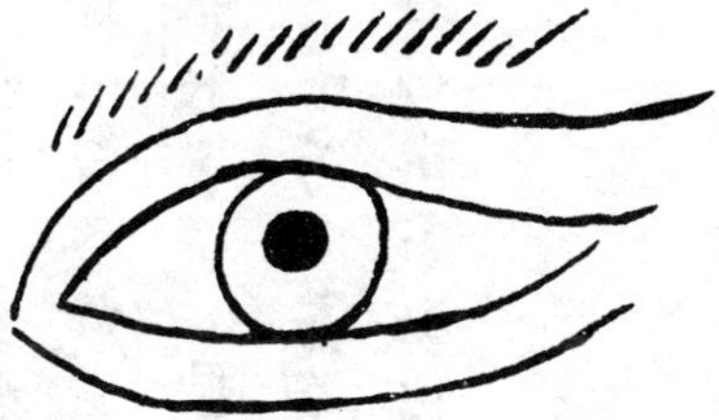

被物撞破者、並無所患、病有所因者三、此外因也、全然無事、誤被撞破、或打著、或磕著、或跌著、傷損胞瞼、積血青紫、撞破白仁、傷其硬殼、此不能為害、惟撞破黃仁、風輪、血灌瞳仁、與水輪混雜、為害、腔痛患腫、忍澁難開、治法服以酒調散、熨以艾葉、或搗爛生黃地作餅、烘熱貼之、一日一換、以散其血、如無生地黃、可用芙蓉根、割去蒂泥粗皮、用白皮搗爛、烘熱貼之、亦可、若眼雖青黑、搗爛蔥薑貼、宜將息避風、忌口動風動血之物、及諸般母肉莫喫、新撞易治、若撞久血滯不散、無疼痛、則難治也、宜服除風湯、當歸活血散、壓熱飲子、

除風湯 方載前瞼生風粟外障條下

當歸活血湯 當歸 赤芍 川芎 牛膝 紫蘇 生地 烏豆 蒲黃 桂心 乳香 沒藥

右以白水煎酒起碗食後服

壓熱飲子 犀角 大黃 知母 白茯 麥冬 甘草 人參 生地 歸尾 赤芍 蒺藜 紅花 牛膝 香附

右白水煎飯後服

撞刺生翳外障

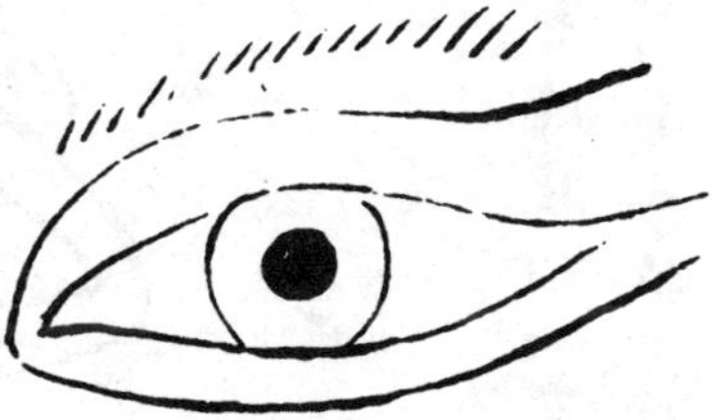

被物撞刺生翳者，與撞破一理。然刺則被竹木簽刺，痕傷，損血灌瀝，遂生血翳，疼澀淚出，紅筋滿目。此翳外傷，與患生翳不同。患眼者，五臟六腑之毒發出，有根病也；刺傷者，外傷也，與內無預。治法與前症同。但一七之後，痕處成翳，可用輕丹少吹點。忌淫慾嗔怒，須避風，將息。若失調治，潰痛發腫，傷於風輪，血流入井中，清濁相間，釀成大患，致於傷睛，或至瞎，進無治法也。宜服退翳散、羌蔚子散、退熱散。

退翳散　人參　玄參　白茯　黃芪　五味子　羌活　細辛　車前子

右以白水煎，食後服。

羌蔚子散　羌蔚子　防風　芎藭　玄參　桔梗　桑白　知母　藁本

白芷　細辛　如熱，加硝黃　以上白水煎，食後服。

退熱飲　方載前瘡生風乘外障條下。

血灌瞳仁外障

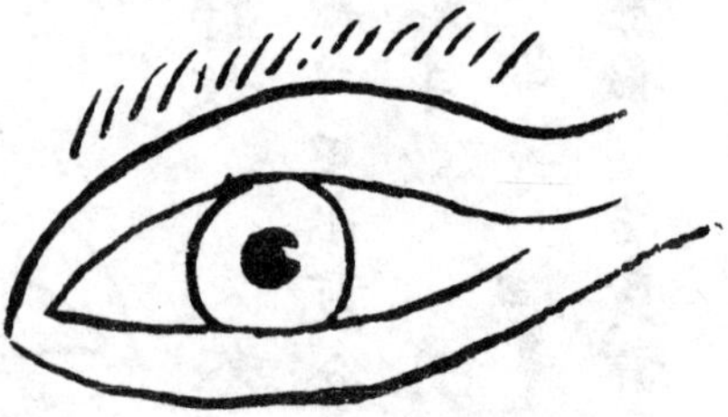

血灌瞳仁者，因毒血灌入金井瞳仁水内也，猶如洪水流入井中之狀，清濁相混，時時痛澀，紅光滿目，視物濛濛，如陽紗絹，看物若烟霧中，然先患一眼，後乃相牽俱患，此症有三：肝病血熱，日積月累，灌入瞳仁，血凝入水關中，肝腎二經病也，此血難退；撞破之血，鮮而熱，灌之雖甚，退之亦速；又有開金針，失手撥著黃仁，亦有血灌瞳仁，舉此三症，治法頗同，宜服大黃當歸散，沒藥散，墜血明目丸；前被撞破，及撞刺生翳，并血灌瞳仁，皆可服此三藥，其効甚大；或生地黃、芙蓉根，搗爛烘熱，貼三症通可用，或蘄艾熨法，俱可用，斟理可方可圖，不可拘；宜服大黃當歸散、麥門冬湯，沒藥散，墜血明目丸。

大黃當歸散

當歸　川芎各一兩　菊花兩半　大黃　黃芩　赤芍　杏仁各五錢

右為末，每服三錢，加薄荷七葉，同煎，空心溫服。

麥冬湯　門冬去心　細辛　枯芩酒洗　桔梗　玄參各八分　大黃　朴硝各五分

右水煎朴硝化清食後溫服

没藥散　没藥　血竭　大黃　朴硝　為末茶調或酒亦可

墜血明目散　石決明　芎藭　五味子　知母　山藥　細辛　人參　歸尾

赤芍　生地　牛膝　蒺藜　右為末煉蜜為丸如梧子大每服四十丸酒下

黑翳如珠外障

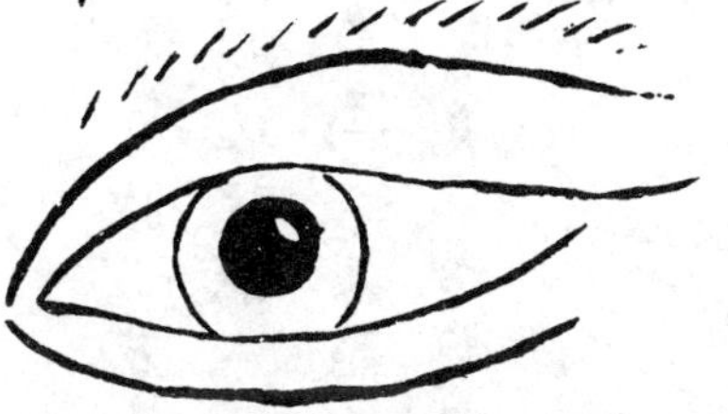

黑翳如珠者肝腎俱勞七情鬱結之人暮風攻沖熱極淚出難開疼痛甚至水輪突起黑翳如豆如珠大小不定撐起眼胞磣澁礙人眼睛難以運動寢食不安先患一眼後乃相牽俱損治法用小鋒針逐個橫穿破其黑翳中有惡水流出即平勢若捻芥辯息安痊眼即能開設若不諳此療服涼劑點藥涼安能取効小兒如此患者多是瘡眼其翳起來突或時小香菰之狀不宜針其治法載在後小兒瘡傷眼外障條下若論針破翳根處宜用淡丹藥吹点

消磨翳根宜服羚羊角飲、酒調洗肝散、補腎丸、

羚羊角飲　方載前棗花內障條下

酒調洗肝散　桔梗　玄參　知母　梔子　大黄　硝朴

右為末、每服二錢、温光酒調下、

補腎丸　方載偃月翳內障條下、

蟹睛疼痛外障

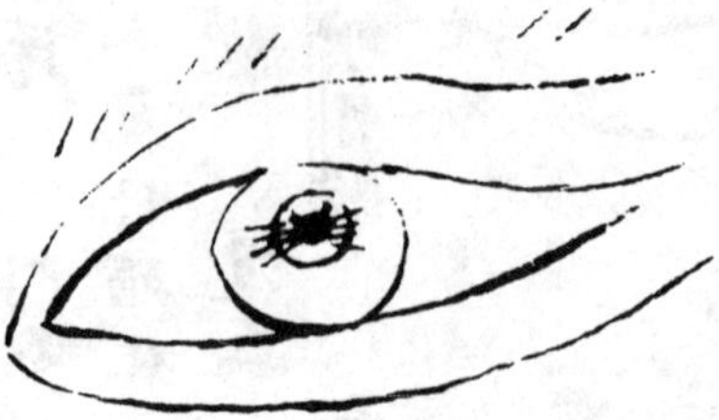

蟹睛疼痛者、與黑翳同症、起于瞳仁、然黑翳者、肝腎之病、五臟熱毒所攻、致令烏睛上黑翳突起、時至如珠、蟹睛者、其翳起在瞳仁、翳根小而苗大、此乃胆膈之病、膈中壅毒、胆氣伏熱、赤澀淚出、疼痛難開、怕日羞明、其翳將發、尖高如蟹眼形狀、如治法同前症、用小鋒針、針出惡水、流盡即平、吹點以淡丹藥、消其翳根、但所服不同、前症宜瀉肝補腎之劑服之　瀉肝散、退熱飲、酒調洗肝散、滋腎丸、

旋螺突起外障

瀉肝散　方載前天行赤眼外障條下、

酒調洗肝散　方載前黑翳如珠外障條下、

退熱飲　瀉腎丸　方載前瞼生風粟外障條下、

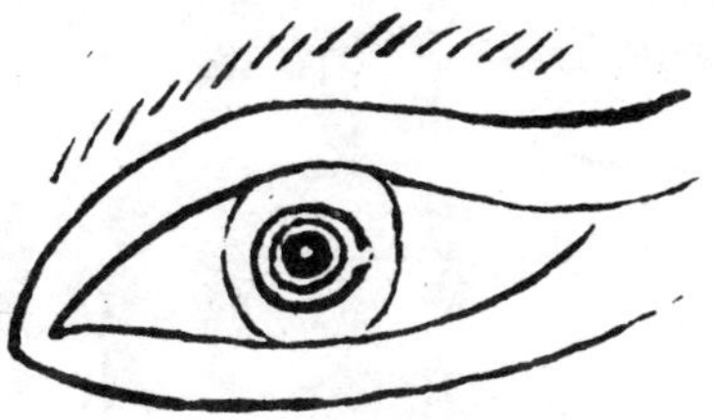

旋螺突起者、熱積于肝脏、毒壅于膈間、冲攻睛珠、疼痛中夫、瞳仁漸々變青白色、忽然突起、血絲纏遶、此乃風輪水輪、二家併熱、旋起突狀如螺尾、遂號旋螺突症、治法、宜用陰二陽四、丹藥吹點、或調鰻魚血點突處、又方用白鳳屎、加嫩綿的、夜卧時以鴨翎抽搽抹於突處、夜々如是、以毒攻毒、々物點去、而効驗矣、若久年、須用針對瞳仁中央、針入半分、放出惡水、此乃取平之効、須用藥封、保養、避風忌口、十數日可也、宜服瀉肝散、退熱飲、搜風湯、補腎丸、

瀉肝散　方載前天行赤眼外障條下

退熱飲　方載前臉生風粟外障條下

搜風湯　防風　白芷　細辛　羌活　赤芍　茺蔚子　薄荷　五味子

菊花　荊芥　玄參　大黃　朴硝　以上白水煎，食後服

補腎丸　方載前圓翳內障條下

突起睛高外障

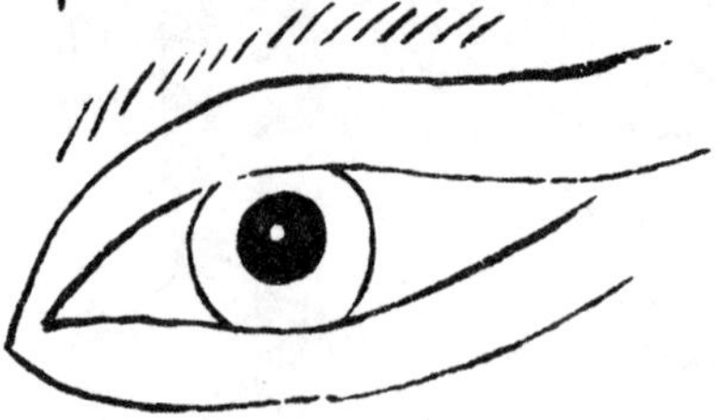

突起睛高者，險峻利害之症也，比前旋螺突，大不侔矣。皆因五臟毒風所蘊，熱極而上衝眼者，內屬五臟，外視五輪，五臟之氣毒攻五輪，瞳仁突起，麻木疼痛，汪汪淚出，病勢洶湧，卒暴之變莫測，非精於龍樹之奧旨，不能措手全功。諺云：眼不醫不瞎。正此謂也。苟非其人，殆有甚焉，非徒無益，而反害之。治法：揚湯止沸，莫若去薪，急投酒調散、酒煎散、蟬退散，退五臟之毒熱，搗蔥艾，熨五輪之突起，消除疼痛，洗以白芷、細辛、藁本、蒼朮、麻黃、防

風羌活未可便點藥宜忌口葷腥將息避風治若稍遲或瞭或睛或突出一寸高者至共之際須鋒針〻出惡水痛方止睛高雖平亦無光之効也宜服酒調散酒煎散蟬花散

酒調散 槐花炒 蛤粉 防風 山梔 牛蒡子各二兩

右為末每服二錢食後酒調下

酒煎散 方載前暴露赤眼外障條下

蟬花散 羌活 独活 桑白皮 黄芩 谷精草 川芎 細辛 石羔 荊芥 蒺藜 蔓荊 車前子 牛蒡子 桂枝 白水煎食後服

硬瞼硬睛外障

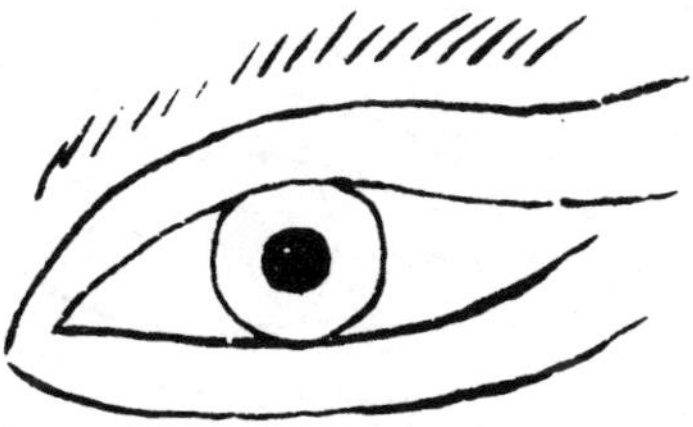

硬瞼硬睛者、胞瞼睛珠俱木痛澁難開運、腸間積熱、肝臓風壅、氣血凝滞睛瞼堅硬、血旺氣虛、肥膩二人或飲酒大腸堅積、多受是症、先患一眼後乃相牽俱損、漸生翳膜、治法、初發者宜用摩風膏、摩去風邪、散運血氣、或煎生地歸尾赤芍川芎防風白芷羌活薰洗、一日三度、宜瀉肝膈之熱、點以時藥、若積年久種有瘀血宜劆洗黑睛有翳有膜、可吹可點、但此眼初患者多、久患者少宜服瀉肝散當歸活血湯洗肝散

瀉肝散 方載前天行赤眼外障條下、

當歸活血湯 方載前被物撞破外障條、

洗肝散

當歸 川芎 梔子 防風 羌活 薄荷 甘草 大黃 滑石

白陷魚鱗外障

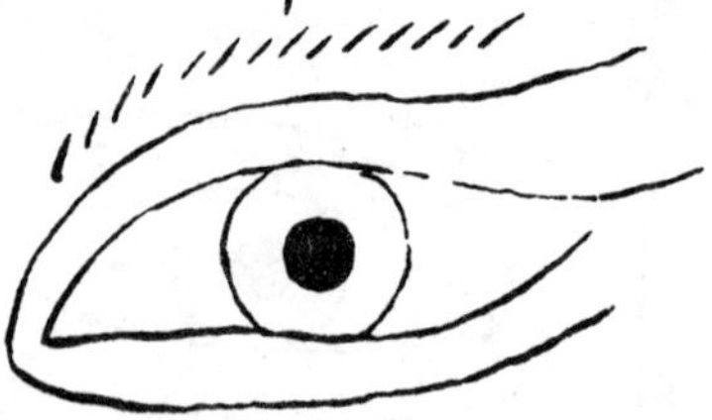

眼有血流加朴硝　胞腫加桑白皮　為細末每服二錢溫湯泡下

白陷魚鱗者肝肺二經積熱充塞攻上致黑睛遂生白翳如魚鱗鋪砌之狀或如棗花中有白陷發歇不時或發或聚疼痛泪出甚婦人多生此疾何也苦樂不由己出七情鬱結不舒毒壅于肝肝者血之室也婦人以血為主血傷則肝風黑仁風輪多生是翳甚至白陷釘入黃仁引血相援漸成大患額腦兼痛用摩頂膏摩擦封貼於額頂痛處用陰二陽四丹吹點或用青鹽黃泥固濟包煨熟研末以鴨翎蘸點于魚鱗中每日一次亦能除此翳宜服知母飲酒調散

知母飲

知母　茺蔚子　防風　赤芍　青相子　黃芩　大黃酒蒸過　桔梗　桑白　蒺藜　細辛　或加朴硝　水煎半飢溫服

酒調散

當歸　川芎　赤芍　黃芩　梔子　木通　防風　龍胆草　大黃

右研為細末老酒調下

摩頂膏　子鵝脂　牛脂　木香各一兩　塩花一兩五分　硃砂半　龍腦一分

右以四味為末用鵝牛脂熬滚入前藥末熬成膏若軟入黃蠟多少要用手蘸摩摖頭額諸痛處或開紙貼痛處亦可

冰蝦翳深外障

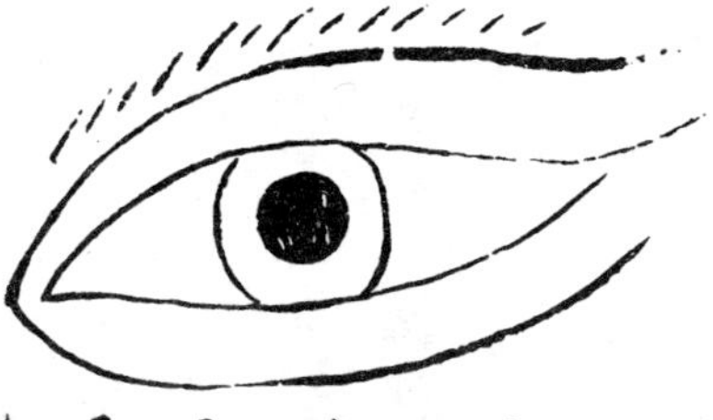

冰蝦翳深者黑睛上翳如冰蝦形狀因而名曰冰蝦也大抵與白陷魚鱗同症亦因肺經有熱肝經受風致令黑睛生白翳形如冰蝦之狀微微小小古在眼之風輪黑睛含糊漬睃填粘干翳之低處開時赤澁淚出朦濛濛散瞳仁一動如異滯或黃或白看則如膜遮障一般醮却又生日久至損眼發歇未住治法用陰二陽四丹一夜吹一次稍退宜點清晨用菊花側柏冬青葉黃連當歸尾桑白之類煎日洗二三度服藥除根宜服充蔚子散人參湯清凉散

充蔚子散 方載前種剌生翳外障條下、

人参湯 人参 白茯 桔梗 五味 大黄 車前 玄参 黄芩 知母 桑白 以上白水煎、日後服

清涼散 蔓荊子 薄荷 防風 荊芥 梔子 苦竹葉 甘草 青相子 細辛 桔梗 前胡 以上白水煎、食後服

玉翳浮滿外障

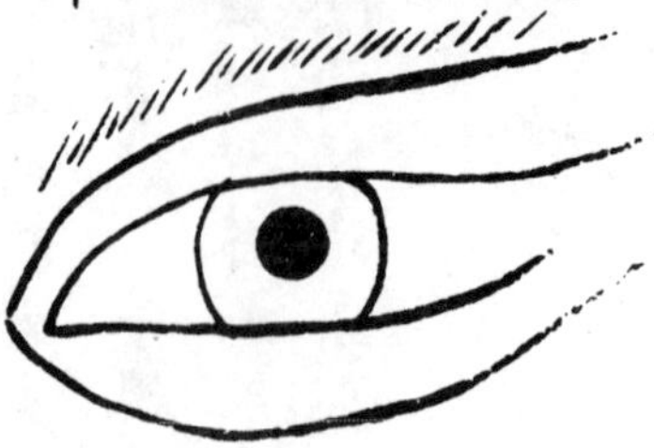

玉翳浮滿者、風衝入腦、積熱肝膈、發歇疼痛、失於調理、日久累積、血凝不散、結成白翳、遮滿瞳仁、如玉五色相似、故主名玉翳浮滿、如此之狀、有退有進、有紅有淚、發歇不定、治法用陰三陽二、丹藥吹點、一吹点眼淚帶藥汪汪流出、如此之狀、其翳不能漸漸收卷、渾如磨鏡、塵垢去盡、明必復失、若發年久、無進無退、不紅不痛、微有丹藥之驗、刀針之利、終無措手之處、宜墜翳洗肝、撥雲之劑、服之、宜服墜翳散、洗肝散、撥雲散

墜翳散　車前　青相子　蒺藜　木賊　蟬退　石决明　草决明　黄芩
玄參　防風　細辛　大黄　以上白水煎食後服
洗肝散　方載前硬瞼硬睛外障條
撥雲散　黄連　黄芩　白芍　菊花　石决明　草决明　麦冬　甘草
川芎　連翹　青相子　藁本　如痛加蔓荆子　身熱加龍胆草
右以燈心薄荷煎食後服

膜入水輪外障

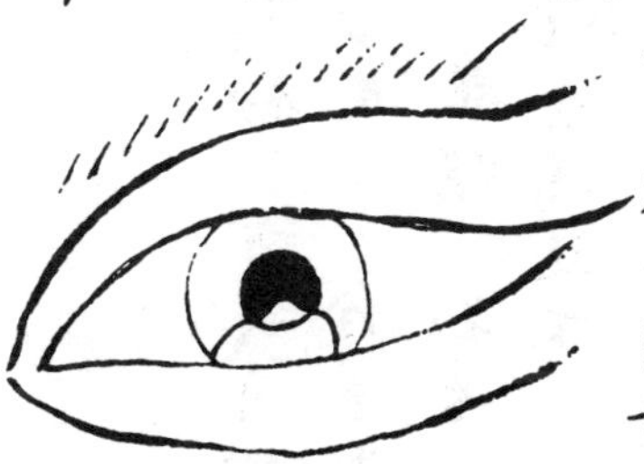

膜入水輪者肝臟積熱邪在肺経此金尅木之候也故黄仁上作時生瘡白色過後又發日往月来致膜漸入水輪此翳之有根也如木之得土変化異常遂生瘡不退日積月累久而成患謂之膜入水輪流汁流膿痛澁難開患左傳右患右傳左治之宜蒴藋之時熨以蒜頭艾吹以丹藥服以湯散無有不效若傷日久不疼不痛不淚不紅如釘入木如玉有瑕如玳瑁之有黑點

此黄仁與水輪交白定矣縱岐黄龍樹再世、亦不爲也、宜服退熱飲撥雲散鎮心丸、

退熱飲　方載前臉生風粟外障條

撥雲散　方載前玉翳浮滿外障條、

鎮心丸

羚羊角　人參　白茯　遠志　山藥　款冬花　防風　玄參　柴胡　知母　麥冬　熟地

爲末煉蜜丸如梧子大、每服三四十丸、空心以好黄酒送下、

釘翳根深外障

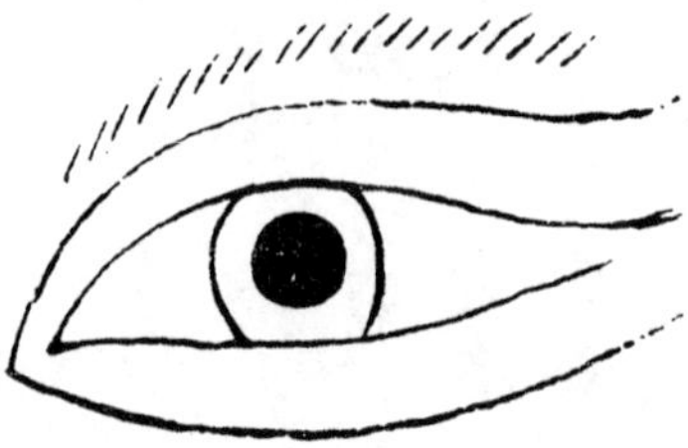

釘翳根深者與膜入水輪同、此乃勞傷肝心二經、或性躁急促之人、啼哭含情之婦、情慾操衝、鬱傷於肝心、赤澁難開、痛牽頭腦、淚出羞明怕日、釘入翳深、樓引黄仁、根深血攪、終不可移、治法宜用除熱飲、去風散血之劑、或痛甚、服酒調散一二貼、頭疼熨以蘄艾、洗以防風川芎菊花歸尾白芷麻黄羗活荆芥之類、量大小輕重、吹以丹藥、須將息避風、大忌淫慾嗔怒、雖不疼不痛、亦爲不治之症、宜服除熱飲、治贈散酒

調散、鎮肝丸、

除熱飲

黃連 黃柏 黃芩 玄參 防風 知母 連翹 柴胡 龍胆草

蔓荊子 桔梗 茺蔚子 熱甚、加大黃朴硝 以上白水煎、食後服

治睛散 方載前橫開翳內障條 酒調散 方載前白陷魚鱗外障條、

鎮肝丸 方載前沉翳內障條

赤膜下垂外障

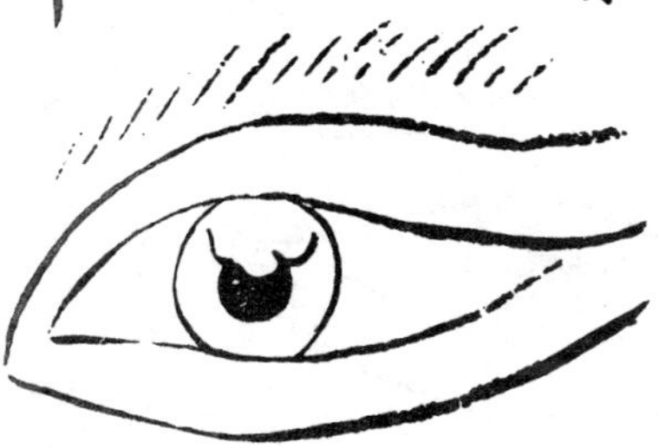

赤膜下垂者、三焦炎上、胞屬胃陽明經、積熱血瘀至此泥滯不行、不時眼色澁淚出、故生赤膜下垂、漸々而長、直覆睛珠、攀引瞳仁、翳如紅霞之色、治法、不宜鉤割、須用陰三陽四丹藥、一夜吹一次、點一次、漸々消磨、若翳浮厚、色淡有淚者、吹之易退、翳實如紅霞、薄而無淚、吹之難退、宜用瀉火退血之藥服之、方能取効、大抵此翳、與逆順生翳理同、宜服羚羊角飲、大黃當歸散、酒調散、墜翳丸、

羚羊角飲　方載前秉花内障條　大黃當歸散　方載前血灌瞳仁外障條、

洒調散　方載前白陷魚鱗外障條　墜翳丸　方載前白翳黃心内障條、

黃膜上衝外障

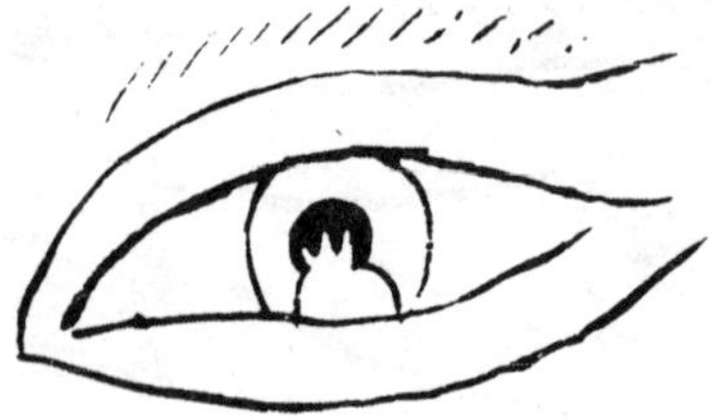

黃膜上衝者、此脾胃風熱、氣滯膏脂塞血運及能通流故生此翳、發歇無時、痛澀淚出、漸生黃膜上衝、發則膜舒、退則膜捲胞皮下垂、羞明怕日、雖舉不振、黃膜漸長遮滿瞳仁、甚至滿目皆黃、難辨人物、治法雖不是拳毛倒睫之症、亦可夾去此眼皮睫毛、使露黑睛、黃膜氣舒、發歇年久者、可夾、乍發者、不宜夾、治法宜退脾胃、撥雲八正之劑、點以對交之丹、片腦少許、如有淚、退之速、無淚退之遲、宜忌口齋戒、使裏其血易于調治也、又有一症、黃膜下垂、與上衝大抵同治、宜服通脾瀉胃散、撥雲散、八正散、

通脾瀉胃散　麦冬　充蔚子　防風　大黃　知母各一　天門冬　黄芩

逆順生翳外障

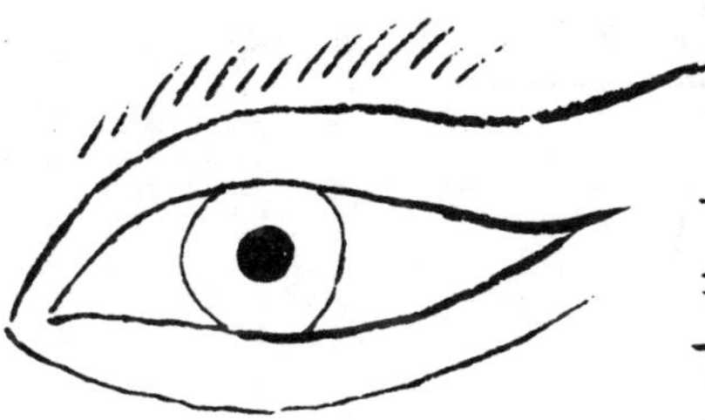

石羔　黃柏　草决明　甘草　熱甚加朴硝　白水煎食後服

撥雲散　方載前玉翳浮滿外障條

八正散　方載前大眥赤脉外障條

逆順生翳者，與赤膜下垂黃膜上衝之症頗同。但逆順者，五臟虛勞風熱衝于肝膈，上胞陽明經蘊熱，血氣凝滯，故生赤膜上垂下，為之垂簾，此為順。下瞼太陰脾經毒蘊，故翳膜下生向上，為之逆翳。治法宜瀉脾胃之劑，大抵去翳之藥有輕重增減，宜忌口諸毒，宜飲知母飲、瀉肝散、車前散、補腎人參丸。

知母飲

知母　茺蔚子　車前子　桔梗　大黃　黃芩　五味子

右以白水煎食後服

瀉肝散　方載前天行赤眼外障條

車前散　車前子　草决明　密蒙花　白蒺藜　龍胆草　羌活　菊花

甘草　黄柏　前胡　細辛　以上研細末，每服二錢，食後米飲調下

補虚人參丸　人參錢　白茯　熟地　山藥各一兩　防風　桔梗　石斛　黄柏

厚朴　兔絲子　牛膝　玄參　當歸　川芎各一兩　木香錢　細辛錢　桂心錢

草决明　覆盆子各八錢　右研細末，煉蜜丸桐子大，每服卅丸，空心酒或湯下

漏睛濃血外障

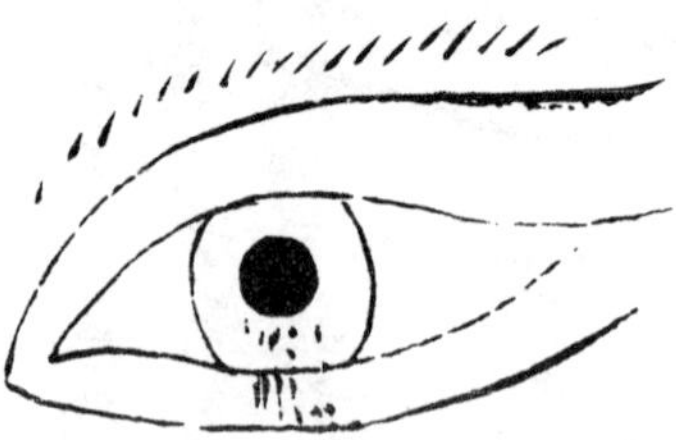

漏睛膿血者，有甚于針翳并膜入水輪二症之利害。此症未發之時，其頭先昏悶，四肢如勞，五臟多積風熱，壅毒致衝於黑睛，黄仁生出毒瘡，灌溉水輪，於血潰爛，流清流膿，治法宜灸艾入白芷鍋中炒熱，以綿裹熨眼胞上，屢換熱的，散其惡血，消其敗膿，止其惡痛，生地搗爛，煨熨有瘡處，更妙。或用陰二陽四丹藥對有瘡處吹，或單用枯礬、輕粉、血竭、乳香研細，對瘡處吹、點亦可

薰洗用桑白皮塩花明礬薰洗忌食動風動血物服宜治風黃芪湯

没藥散竹葉瀉肝散明目丸

治風黃芪湯 黃芪 防風 遠志 人参 白茯 地骨皮 知母 大黃

熟地黃 麦門冬 以上白水煎食後稍熱服

没藥散 方載前血灌瞳仁外障條

竹葉瀉肝散 淡竹葉 柴胡 梔子 甘草炙 羌活 升麻 赤芍 草決明

白茯 澤瀉各五分 車前 黃芩 黃連 大黃酒蒸各七分 白水煎食後稍熱服

墜血明目丸 方載前血灌瞳仁外障條

飛塵入眼外障

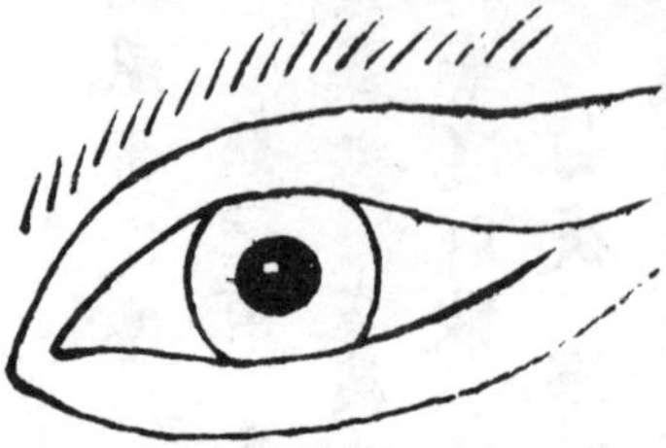

飛塵入眼者，此症全然無事，誤被物，或飛塵或飛絲入眼，此外傷也。只因塵物粘在胞眼之間，粘定不出，痛澀難開，疹澀淚出，以致障膜。初患之時，治法用絲綿纏針，翻轉上下胞臉，抽撥出塵物即可。若初時不識此療，日久必生翳膜遮滿瞳仁，須用丹藥吹點，胞臉內仔細翻轉，看有物粘處，必定有血積成塊，或肉有疙瘩，此是病之發蹤處，宜用小鋒針抽撥，或針出毒血，血出則除根。宜服退翳車前散、糖煎散、補肝丸。

退翳車前散

桔梗 車前 五味 赤芍 細辛 玄參 白茯 人參 大黃酒蒸

以上等分，白水煎，食後服。

糖煎散

當歸 赤芍 芎藭 防風 防已 甘草 荊芥 龍胆草 大黃 山烏豆

上研為末，每服四錢，砂糖一塊，白水同煎服。

補肝丸

人參三錢 白茯 熟地 山藥 遠志 知母 澤瀉 防風各一兩 楮實子酒洗

拳毛倒睫外障

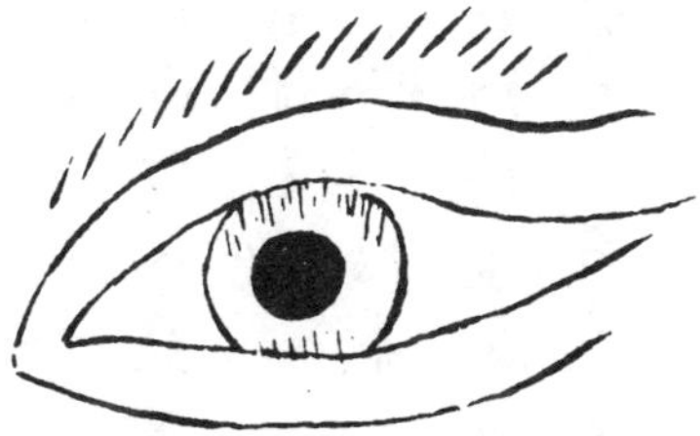

兔絲子酒煮　蒺藜炒去刺　當歸一兩酒洗各　石菖蒲　夏枯草　石斛草各八分　覆盆子酒洗

蔓荊子　龍胆草　細辛　川芎各七分

右研為末煉蜜為丸如桐子大每服卅丸空心白湯下或酒下

拳毛倒睫者此肺經受損肺者五臟之華蓋主一身之皮毛肺損則皮聚而毛落也有因勞倦思慮太過太抵致令肝家受熱膈內風壅痛溢不時淚出脾氣下隔怕日羞明乍好乍惡以手摩引致令睫毛倒入剌眼凝溢種仁漸生翳膜致頭側視不能正觀治法須用竹夾夾起眼皮睫毛使生外向其疾瘳矣睛中有翳用清涼丹或八寶膏吹點翳即消落其夾須依口訣務宜緊夾不可以溫水潰有疤痕若胞下瘡處用光粉調香油逐旱擦抹久則肉色一般眼目光明如舊宜服細辛湯防風飲明目流氣飲補腎丸

細辛湯　細辛　防風　知母　茺蔚子　大黄　桔梗　羚羊角　玄参

右為末水煎食後服

防風飲　人参　當帰　黄芪　甘草各八分　防風　黄柏各五分　蔓荊子　細辛各三分

右用白水煎食後温服須避風忌口

明目流氣飲　大黄酒蒸晒　川芎　葶藶子炒　菊花　防風　荊芥　玄参　蒺藜炒去刺　細辛　黄芩　梔子　草決明炒　木賊　甘草　蒼朮　蔓京子

右研細末毎服二錢臨臥時滚湯或飲湯調下或酒亦可

補腎丸　方載前僵月内障條下

充風淚出外障

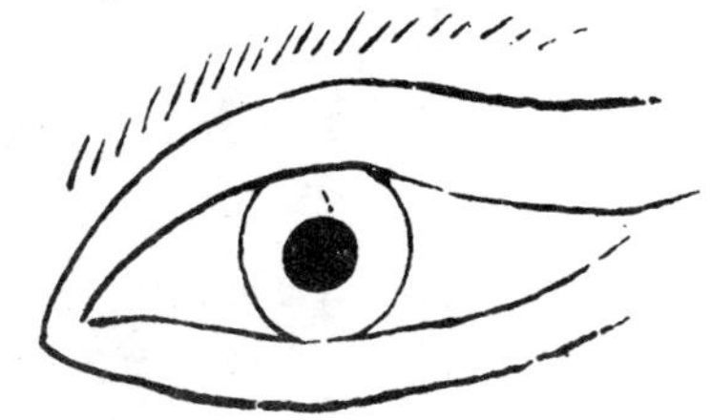

充風淚出者，治非一也。有腎水虛，不生肝木，木生風，風搖而木動，此是肝虛而風入眼，故淚出則不能收，其水蕩漾，故曰迎風而淚出也。熱淚非一端，有冷有熱。腫痛赤澀者，此熱淚也。若迎風淚出汪汪，冬月多，夏月少，拭却還生，翳日久不分春夏秋冬，皆有冷淚也。治法：熱淚者，點藥去之；冷淚者，用乳香川烏丸（川烏一個，草烏二個，去皮，明礬一錢，白酒麯一團）共為末，猪膽一個，用汁為丸，如黍米大，每服臥用一丸，放於眼大眥，至淚出即止，或灸止之。又有肺臟久冷，大眥有孔，名為淚堂，此淚雖久，淚則冷，眼愈昏暗矣。宜細辛飲、平肝散、暖風湯、京枯湯、煖肝丸。

細辛飲

細辛　防風　充蔚子　藁本　知母　黃芩　芎藭　五味子　熟地　白茯　地骨皮　菊花　木賊各一兩

為末，每服二錢，清茶調下。

平肝散

歸尾　赤芍　川芎　白芷　防風　荊芥　羌活　蔓荊子　柴胡

蟬退各五分 龍膽草 生地各八分 甘草二分 夏枯草一分

右以白水煎起碗加酒一碗食後服

煖風湯

龍膽草 細辛 五味子 防風 充蔚子 蒿本 知母 黃芩 川芎

蔓京子 木賊 蒼朮 夏枯草 香附 白水煎食後服

京枯湯

蔓京子 夏枯草 蒼朮 香附（甘菊 羌活 密蒙花 玄參

當帰 防風 木賊 細辛 陳皮 各等分水煎食後服

煖肝丸

細辛 藁本 知母 芎藭 夏枯草 楮實子 兎絲子酒煮 防風

當帰酒洗 黃芩 石斛 草決明 龍胆草 白芍 枸杞 玄參各一兩 五味子

蔓京子 黃栢各七分 牛膝 熟地 充蔚子 白茯各八分 川芎五分

右研細末煉蜜爲丸如梧子大每服四十丸食後白湯下、

肝風積熱外障

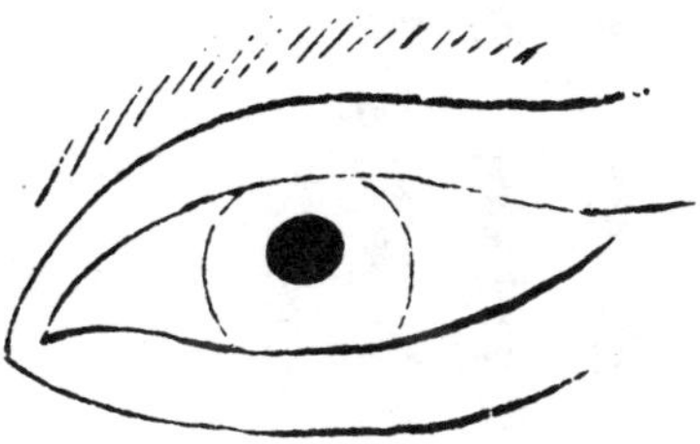

肝風積熱者、肝家勞苦、七情鬱結、二三年間、來來往往、一發一歇、遂生翳、或聚或散、赤澁淚出、此疾、多是夜勤燈火、或覷書、或調畫、或造器細巧之人、久累肝家、積熱成風、肝若受風、必有腦痛、不覺漸漸昏朦、治法、有翳者、吹以丹藥、內服洗肝省風之劑、除肝家之風熱、其洗薰照依疼痛腫澁眼之藥方載前症條下、宜忌口保養

洗肝散　當歸　羌活　薄荷　梔子仁　大黃　防風　甘草　川芎

家傳加龍膽草　生地

右研爲細末、每服三錢、白滾湯調服、或煎服

省風湯　方載前沉翳內障條下

起坐生花外障

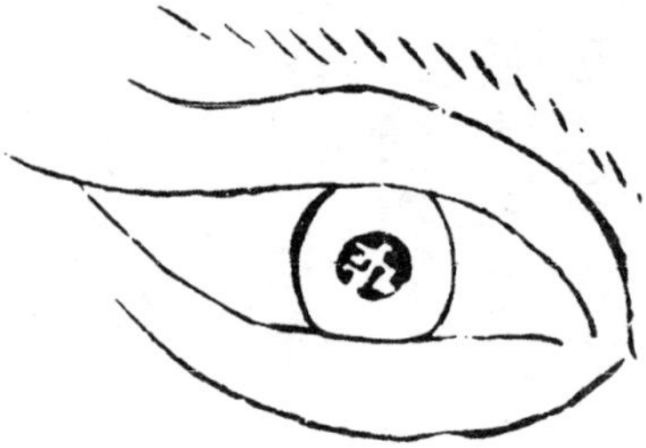

坐起生花者此症是内障條移在外障中誤也此症由肝血衰胆腎二經虛也六陽不舉久坐傷血起則頭暈眼前常見花發數般或赤或黑或白撩亂昏暗不明良久乃定瞳仁開大不清不癢不痛無眵無淚皆因肝腎虛敗氣不充周以致視如無見此真氣不足水木不榮者也治法宜補肝腎或明目固本丸不治恐久變為青盲内障或變為五風難治之症則無及矣宜服固本丸補肝散補腎丸

固本丸　人參　生地　天冬　麦冬

右研細末煉蜜為丸如梧子大每服三十丸空心鹽湯下

補肝丸　方載前偃月内障條

補腎丸　方載前圓翳内障條

肝風目暗外障

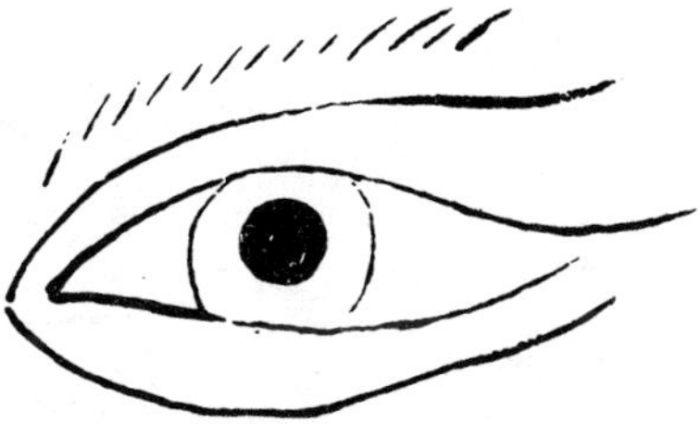

肝風目暗者，乃是肝腎虛勞，肝氣不足，血虛故也。不時疼痛，舉發無時，癢則如眼珠墜，頗有赤澁淚出，看物依稀，前見花發數般，或黃或黑或白，見一物如見數般形狀，此實有相薫之病，最不措癢減，忌損眼，治法非徒治外，當先治内，則服蒺藜散、補肝丸，外則用陰二陽八丹藥調乳汁點，二一夜點一次，片腦少許，加洗以生地、菊花、赤芍、側柏葉、秦皮、白芷、川芎，須忌口五辛諸熱物，宜服白蒺藜散、補肝散、滋腎丸。

白蒺藜散　白蒺藜炒　蔓荊子　充蔚子　蒼术米泔浸　菊花各二兩　草决明　升麻　石决明　甘草　研為末，食後酒調溫服。

補肝散　方載前圓翳内障條。

滋腎丸　方載前馬風内障條。

瞳仁干缺外障

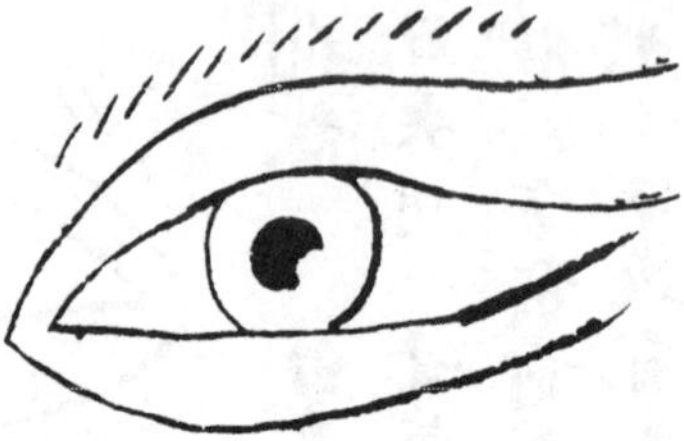

瞳神干缺者、亦係內障、與外無預、此因頭疼而起、故列外障係中、按此症多因腎虛肝熱、致令瞳仁干缺、亦因夜臥不安、肝藏魂、肺藏魄、魂魄不安、神情不定、而少睡、勞傷于肝、致金并而不圓、上下東西鋸齒、偏缺、參差矣、則漸細小、視物濛濛、難辨人物、相牽俱損、治法、宜補膽補腎之劑、用豬肝煑熟、露宿、清晨切薄蘸夜明砂細嚼、此藥有通明益胆之功、瞳仁小者、肝之實也、瞳仁大者、肝之虛也、此症或失于醫治、久久多鎖隙、如小針眼大、內結有雲翳、或黃或白或青、陰看不大、陽看不小、遂成瞽矣、宜服補胆湯、清肝散、還精丸、補腎丸、

補膽湯

黃芩　黃芪　天麻　玄參　地骨皮　澤瀉　知母　薄荷　麦冬

充蔚子　白水煎、食後服

清肝散

川芎　赤芍　白芍　黃芩　防風　荊芥　薄荷　知母　柴胡

前胡 甘草 山梔 桔梗 羌活各五分 滑石 石羔 大黄 朴硝各八分

加枳殼 黄連 白水煎食後服

還睛丸 方載前澁翳内障條

補腎丸 方載前圓翳内障條

癢極難任外障

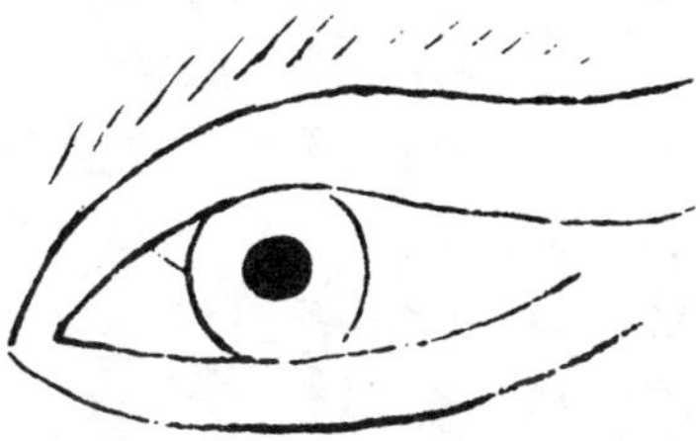

癢極難任者，肝經受邪，胆經虚熱，風邪攻衝，含糊熱極，肝受風，風搖木動，其癢發焉，致諸癢屬虚，虚則癢，諸痛屬實，實則痛，黑睛癢者，服烏蛇湯補胆丸，有大小眥癢者，有眼眩痛者，若大小眥、眼眶之癢，點以八寶膏，或煨姜摩擦，淚通癢止，或濕癢用碧天丹洗，清晨以塩湯洗，或桑白皮防風荊芥煎湯洗，宜烏蛇湯祛風一字散，補胆丸，點洗八寶膏碧天丹

烏蛇湯

烏蛇 藁本 芎藭 防風 赤芍 羌活

右研為末白水煎食後服

祛風一字散　防風　荊芥　川烏　草烏　羌活

右研細末每服二錢薄荷湯調下

補膽丸　人參　柴胡　白茯　桔梗　前胡　馬兜鈴　細辛　玄參　枸杞

熟地　牛膝　當歸　赤芍　川芎

右研為末煉蜜為丸如梧子大每服五十丸食後酒送下

八寶膏　方載後點眼丹膏條下

洗天丹　方載後洗眼要藥條下

鶻眼凝睛外障

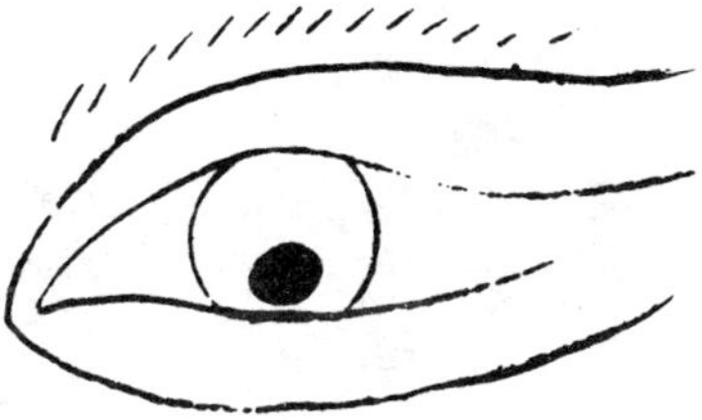

鶻眼凝睛者、此臟腑所感非久患之症、因五臟皆受熱毒、攻五輪振起、堅硬不能轉運、血氣凝滞、靜非一、而鶻鳥之眼、凝視不運之貌、難辨人物、因形而名曰鶻鳥凝眼睛、治法先以香油調姜汁于額臉部摩擦、或頂上用摩風膏湯、摩擦更妙、服以酒煎散、以被蓋出汗、眼即活動、此症多是小兒急慢驚風之症、大人少有此疾、宜服酒煎散、瀉胆湯、摟風湯、退熱飲、

酒煎散　方載前暴露赤眼生翳外障條、

瀉膽湯　防風　充蔚子　黄芩　玄参　桔梗　大黄　朴硝

右以白水煎食後服

摟風湯　方載前旋螺突起外障條

退熱飲　方載前瞼生風粟外障條

轆轤轉關外障

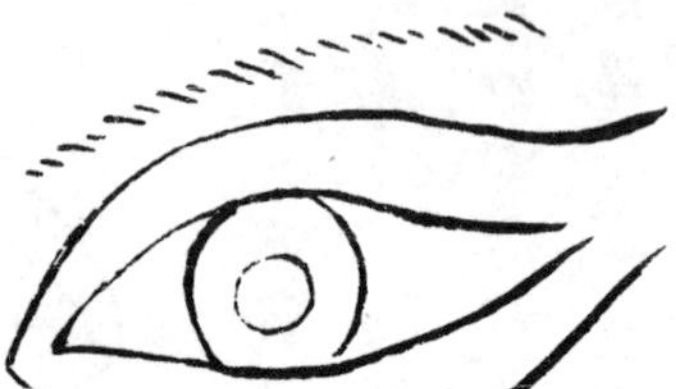

摩風膏　方載前風牽喎斜外障條

轆轤轉關者與鶻眼凝睛症同、鶻眼凝睛者睛凝不運之貌、轆轤轉關者黄仁受風變黑而縮、中央瞳仁展開而大、胆腎之水散焉、蓋瞳仁大小、隨黄仁展縮、黄仁展、則瞳仁小、黄仁縮、則瞳仁大、人不知以爲瞳仁能大小者、非也、此乃肝經受風而不展、轆轤、則圜圓也、隨肝輪而縮、覺見瞳大而不收、號曰轆轤、瞳仁展開、風衝入腦、眼帶吊起、此症、小兒急慢驚風多受之、治法如前、用姜汁調摩風膏摩擦、藥用蚌蛤頻頻灌下、乳母忌口、但大人此患難有、宜服瀉肝散、麦門冬湯、滋腎丸、

瀉肝散　方載前天行赤眼外障條

麦門冬湯　方載前血灌瞳仁外障條

滋腎丸　方載前馬風内障條

小兒通睛外障

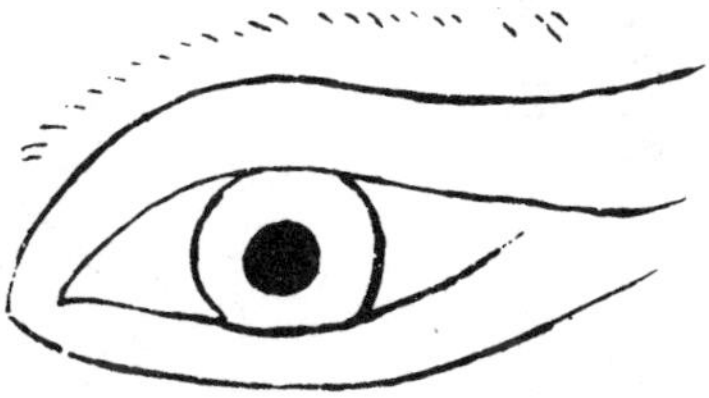

小兒通睛者與鶻眼凝睛轆轤轉關三症一同然此症誤被物打着頭額或跌着心膽皆驚風邪皆壅至眼通睛者黃仁水輪皆黑似魚黃仁瞳仁水散似魚瞳仁此黃仁與瞳仁通混不分號曰通睛亦用摩擦發散其風邪服牛黃丸不須點丹藥只宜服藥然前症鶻眼與轆轤此用牛黃丸通頂石南散亦可服也

宜服牛黃丸通頂石南散

牛黃丸

牛黃一分　白附子　全蝎　芎藭　赤石脂　白芷　藿香各五分　硃砂三分

肉桂二分　射香四分　研細末煉蜜為丸如大黃豆大每服兩三丸臨卧薄荷湯下

通頂石南散

石楠　荊芥　瓜蒂

右研細末每服一錢米湯兩度灌之去風痰

小兒疹痘外障

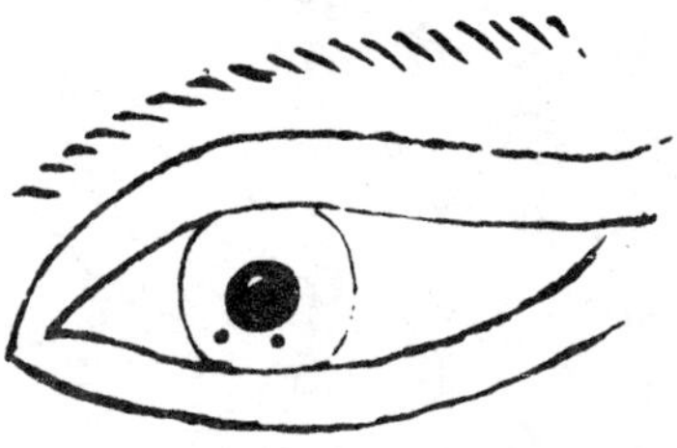

小兒痘疹，名為百歲瘡，不論大人小兒須患一度，疹痘，痘之眼症有兩般，痘瘡症者初上皮膚之際眼閉不開，睛上有痘瘡占在黑睛者易治，急取益母草煎湯薰洗，一日三度，更以丹藥調蟮魚血點之，忌口及夜啼哭，乳母亦宜忌口，須疹痘痊其眼漸開，眼中之痘亦隨而痊矣。又有一症，疹痘之後，瘡疤落盡，肌体肥壯，眼內忽然紅澁，此乃餘毒鬱于肝，發出此症，十分為害，急用車前草擣蜜水頻頻吃下，瀉却肝經毒熱，洗以益母草，點以蟮魚血調藥，稍遲，毒氣鬱結于肝，不能舒瀉，發于眼目，傷于瞳仁，無治法也。宜服涼膈散、密蒙花散、秦皮湯。

涼膈散　方載前老花內障條

密蒙花散

密蒙花半兩　青相子半　草決明炒　車前子炒各兩

右研細末，用羊肝一斤破開，摻藥末在內，仍合之，濕紙數重包裹，煨熟，空心與食。

秦皮湯

秦皮　秦艽　細辛　防風　甘草各五　白水煎洗眼使痘不入眼

一小兒痘疹未出之先用銀硃或胭脂浸水點眼及心窩喉嚨頸下免致痘疹侵之

一小兒痘疹之後有目腫者用草藥金鑽子雪裡開磨水與飲或磨米泔水

一小兒目內有痘翳者用初生鷄子調乳點眼妙

小兒眼生翳贅外障

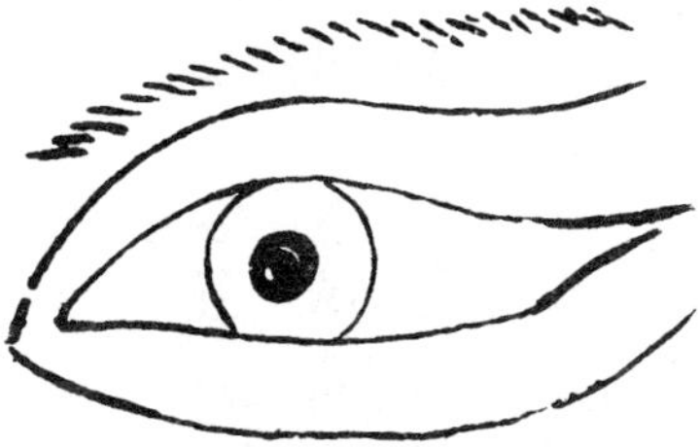

小兒眼生翳者脾胃实熱而發出以致臉生肉贅如粟如麻或有血塊又是胆中受毒或因乳母好食熱物皆能令兒患眼治法諒兒大小疾之遠近輕重一周半載者其藥須令母飲或用蚌売灌下小兒飲若二三歲者此是胎热毒也又離母之後患眼者此是小兒自受之症與母無預此藥須令小兒自飲忌食香膩炒煎糖果之類不獨患眼所忌如不忌多生別疾變為痼饞而傷害目甚至不治之症其痼眼別有條款此乃小兒生翳

症也黑睛如麻大或如蘿蔔花與痺眼大不侔矣宜服導赤散撥雲散除風湯

導赤散　方載前大眥赤脈穿睛外障條

撥雲散　方載前玉翳浮滿外障條

除風湯　方載前瞼生風粟外障條

小兒疳傷眼外障

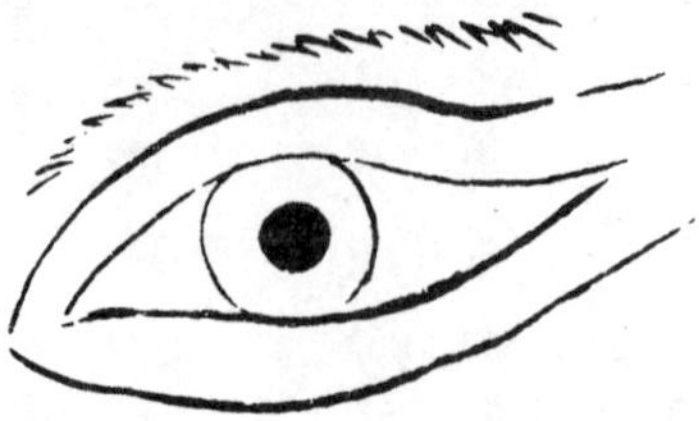

小兒疳傷者此富貴之家小兒多生是疾蓋由父母愛之所致也小兒如草萌蘖忽受風霜之欺且小兒五臟六腑未實血氣柔弱忽禁油煎炒諸般葷腥或一週半載縱糖果之物及鵝鴨雞豬牛羊等肉或食熱了又哺以乳或乳方飽又與以飯此出于父母之情富貴之家有此症貧賤之家豈有是患何也一食諸物不消化傷於脾胃致腹脹午後發熱至半夜方退日久頭髮稀疎精作渴瀉成疳頻頻口渴致傷肝膽眼之白仁鮮紅羞明怕日漸生翳膜

遮滿黑珠或突起如黑豆如香菰之狀治法先治內而後治外用雞蛋入輕粉一二分史君子二個半蔥囊煎用濕紙包煨與食空心連服五七蛋止又宜煮羊肝露一宿蘸明砂食或豬肝亦可切宜忌口葷腥其白膜用陰一陽七丹藥調乳點煎胡黃連二連服後用側柏葉煎湯薰洗若疳傷肝胆眼珠突出或瞎進為不治之症不宜瞎甚之喪命若聲啞口乾脚手俱腫十死八九可不慎哉宜服二草散五疳丸三黃丸

二草散

龍膽草　甘草　當歸各下　細辛平

右研細末每服一錢水一鍾煎五分入白砂糖三匙食後溫服

五疳丸　專治小兒疳眼面瘦色黃羞明怕日食乳不消

綠礬成塊洗淨　蜜陀僧炟過　夜明砂各二分　共研為末蒸棗肉搗爛入末為丸如黍米大

每服三四十丸量兒大小空心米湯下

三黃丸　方載前努肉攀睛外障條　每日服三四次為佳、

胎風赤爛外障

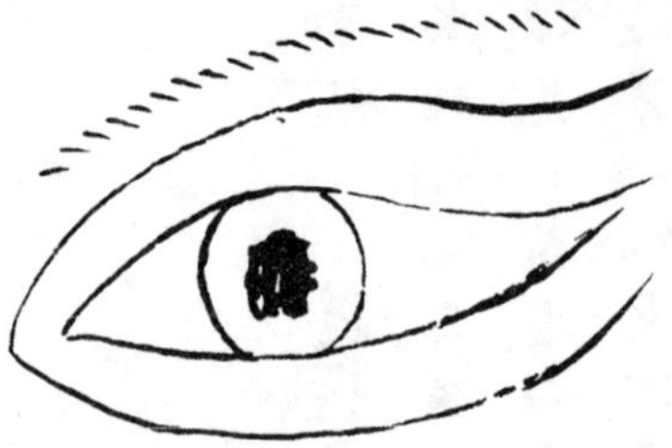

胎風赤爛者其症有三、初生時血露入眼、洗不乾淨而生是疾、遂至赤爛、又有在母腹中其母不知忌口、多食壅毒之物、酒麵五辛之類、至產三四個月、兩眼雙赤、膠粘四眥紅赤濕爛、此即是胎毒所致、蓋小兒在母腹中、飲母血、血毒於兒、生出則發此症、又有乳母壯盛之人、抱兒供兒之際、口未哺乳頭、乳汁脹滿洒然射出、衝入兒眼、亦能生出濕爛、若衝射面、亦或疵濕瘡痒、大抵此三症、同歸曰胎風赤爛、但血露不乾、與乳汁衝射、宜碧天丹洗、胎毒致者、須母服三黃丸、忌口、及黃芪飲、其兒亦用三黃煎湯薰洗、點以時藥、或煎黃連側柏葉薰洗、宜黃芪飲、正料消風散、三黃丸、洗宜湯泡散、

黃芪飲　黃芪　車前子　細辛　黃芩　五味子　白水煎食後服、

正料消風散　前胡　芎藭　白茯　甘草　防風　荊芥　羌活　姜蚕

蟬退　厚朴　人參　合香　以白水煎服

三黃丸　方載前努肉攀睛外障條下、

湯泡散　當歸　赤芍　黃連　杏仁　薄荷　防風　銅綠

右白水煎沸湯泡洗眼効、

久年爛眩風外障

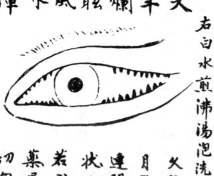

久年爛眩風者、因脾胃壅熱、久受風熱濕、更加食諸般物、日積月累、致風成爛、胞瞼之內、變生風症、動作發痒、用手拂拭甚則連眼眶皆爛、無分春夏秋冬皆如是、淚出滿腮、有不可近人之狀、治法、翻轉瞼胞、劆洗淤血二三度、用小鋒針、出於血亦可、若用摩引、有紅翳紅筋、宜用老酸醋煮爐甘石淬七次、加以丹藥量輕重、搽點眼眩、或吹入眼內無妨、宜忌口、動風動氣之物、切勿食、宜服蟬花無比散、神効明目湯、洗宜碧天丹、金錢湯、

蟬花無比散　蛻蟬去土　蛇蛻炒，各五錢　羌活　石決明鹽水煮　當歸　川芎各一兩　蒼朮

防風　赤芍　白茯　甘草各兩半　白蒺藜炒去刺，四兩

右研細末，每服三錢，食後米泔水調服。

神効明目湯　黃連　黃芩　乾葛各五分　蔓荊子　防風　甘草各四分　細辛三分

右水煎，加葱一莖同煎，臨卧稍熱服。

碧天丹　方載後洗眼要藥條下

金錢湯　方載後洗眼要藥條下。俱用清晨或晚，以絹帕淋洗。

五卷終

編集秘傳療眼諸症湯散丸藥點藥洗眼神驗丹膏六卷

諸症湯散丸藥類

洗肝散　治眉稜角眼眶骨痛不可忍者

當歸　薄荷　羌活　梔仁　大黃　防風　甘草　川芎　加胆草　生地

水煎食後服

二陳湯

陳皮　半夏　白茯　甘草　連翹　防風　黃芩　蒼朮　皂角刺（炒以酒拌）

選奇方　治眉稜角痛甚者

防風　羌活　黃芩　甘草（各半）　水煎食後溫服

防風羌活湯　治眉稜角痛而風寒痰濕者

防風　羌活　細辛　黃芩　白芷　南星　半夏　白朮　藁本　甘草

右等分為末每服四錢水煎溫服

黄芩白芷散　治眉稜風熱痛

黄芩 酒炒　白芷 半　研為細末食後臨卧清茶送下或調服

眉稜角痛論

丹溪曰眉稜角痛屬風熱與痰類風痛作風痰處

或云眉角痛者有二眼屬肝有肝虛而痛纔見光明則眉角痛甚宜服生地黄丸有眉稜痛目不能開晝靜夜劇者宜服導痰丸湯之類入芽茶二陳湯吞或青州白丸子亦效

愚按眉稜角痛者多是肝火上炎怒氣甚者有此痛其謂風症亦火之所致熱甚生風是也大抵抑肝火有風痰則兼治之

二烏散

川烏　草烏 俱用童便浸炒去毒　細辛　羌活　黄芩　甘草

右等分為細末每服二錢清茶調下

洗心散　治心經積熱兩眥赤痛古方

當歸　赤芍　麻黃　大黃　白朮　薄荷　甘草　荊芥穗　水煎服

防風通聖散　治時行暴熱風腫大眼腫痛難開或頭面俱腫

防風　大黃　赤芍　薄荷　川芎　甘草　朴硝　梔子　連翹　桔梗

黃芩　白朮　麻黃　荊芥　滑石　石羔　歸尾　水煎食後服

明目清涼散　治一切熱眼痛淚羞明

歸尾　赤芍　川芎　蔓荊子　黃連　連翹　防風　荊芥　生地　柴胡

龍膽草各六分　桔梗　蟬蛻　薄荷　甘草各三分　水煎食後臨卧服

萬應蟬花散　治一切目疾眵多怕日上焦有邪熱

蟬蛻　蛇蛻各三錢　歸尾　赤芍　川芎　防風　羌活　蒼朮　甘草炙　白茯

各一兩　石決明煅五錢　研細末每服二錢食後臨卧米飲調下

當歸養榮湯　治睛珠痛甚血少枯澀

當歸　赤芍　川芎　白芷　熟地　防風　羌活　水煎食後服

本事菊花散　治肝腎風毒上衝眼痛

菊花　牛蒡子炒　防風各二兩　甘草　白蒺藜各一兩

右研細末每服二錢食後臨卧熱湯調下

桑白皮散　治風氣壅塞熱毒攻睛白腫脹日疼痛

桑白　杏仁去皮尖　玄參　枳殼　防風　升麻　赤芍　旋覆花　甘菊

黃芩　甘草　葶藶　等分為末每服五錢同薑三片水煎食後溫服

四物龍胆草湯　治目痛暴作雲翳痛不可忍者

當歸　川芎　白芍　生地各半　防己　防風　膽草　羌活各七分

右水煎食後溫服

當歸龍胆湯

當歸 膽草酒洗 赤芍 黃芩酒炒 黃柏酒炒已上各八分 黃芪 甘草 黃連各五分

柴胡 防風 羌活 五味子 升麻 石膏各三分

右水煎，起碗用酒一盃熱服。

開明散

治風毒攻眼，蒙澀膜脹通用。

川芎 防風 羌活 蒺藜 天麻 白茯 蟬退各五分 蒼朮童便浸一宿 細辛

荊芥 充蔚子 甘草各三分 甘菊半

右研為細末，每服二錢，用鹽一粒，食後沸湯調下。

瀉白湯

治風熱翳膜血筋，一切肺熱外障。

歸尾 赤芍 生地 黃芩 梔子各等分 加桑皮 菊花 青相子 防風

蒺藜 連翹 木賊

研細末，每三錢，水煎服。

前胡犀角湯

治傷寒熱病後，兩目昏晴或生浮翳。

前胡 犀角屑 防風 蔓荊子 梔子仁 麥冬去心 生地酒洗 青相子隔帋炒

羌活　菊花　草決明　車前　細辛　黃芩　甘草炙已上各五分

右水煎食後服

甘菊湯　治內外障翳一切眼疾

甘菊　前後　石決明　升麻　芎藭　大黃酒蒸　木賊　車前　黃連

黃芩　青相　草決明炒　石膏　梔子　防風　荊芥穗　羌活　地骨皮

甘草　研為細末每三錢入蜜少許同煎食後臨臥溫服

清神益氣湯　治脾胃虛弱之人誤服洗肝散或服寒涼過多而目愈病者

人參　白朮　白茯苓各　甘草炙　麥冬　五味子各五分　蒼朮　陳皮　升麻

赤芍　防風　黃柏　青皮各六分　加薑三片水煎食後服

助陽活血湯　治睫無力常欲睡閉或痛亂

黃芪蜜炙　甘草炙　當歸酒洗　蔓荊子炒　升麻酒洗　防風各五分　白芷四分　柴胡七分

右水煎食後稍熱服

石膏羌活散 治久患雙目不覩光明遠近內外氣障風昏倒睫拳毛一切眼疾

石膏 羌活 木賊 密蒙花 蒼朮 細辛 川芎 荊芥 甘菊 黃芩

藁本 甘艸 白芷 乾萊子 麻子

右研細末每服一錢食後臨卧用蜜湯調下或清茶亦可日進三服二十日後大有神効

蛤粉散 治小兒雀目至夜不見物

蛤粉 石決明 夜明砂 甘草

右等分為末小兒三歲者每服五分煮豬肝汁最後調服

又雀目方 治大人小兒通用

蒼朮為末一兩用羊肝一具以竹刀切開摻末在內麻線縛定再將粟米泔水一大碗煮熟令患眼人對瓶口薰之藥氣略溫即以肝及汁食三五次即效

簡要補肝散 治肝虛目痛眼淚不止怕日羞明目珠痛眉稜角痛及頭半邊腫痛

夏枯草炒七　甘草[illegible]　香附一　童便浸透洗淨　又打碎日乾　研細末，每一錢，滾湯調下。

排風湯　治兩瞼粘睛

天麻　桔梗　防風　赤芍　五味子　陳皮　升麻　桑白皮

右用水煎，食後服

烏圭湯　治拳毛倒睫。

蒟圭　黃連　甘草　蜜蒙花　大黃　朴硝　用順取東流水煎服

工痛光明湯

青相子　密蒙花　龍膽草　甘菊花　地骨皮　一寸金　金鷄舌

天喬麥　藤鷄很　水煎，食後服

瀉肺湯　治白仁赤腫。

桑白　大黃　條芩　白牽牛　黑牽牛　甘草　水煎，食後服。

桑白散　治肺經熱，白仁腫脹。

桑白　杏仁　玄參　防風　升麻　赤芍　葶藶　水煎食遠服

濟肝散　治眼淚常出

羌活　細辛　菊花　蒺藜　研末麥冬煎湯調下

九仙丹　治眼通紅久不退

歸鬚　赤芍　川芎　黄芩　木通　白芷　荊芥　菊花　甘草

右以水煎食後服

七寶散　治大小眥赤腫痛生肉翳者

歸鬚　赤芍　梔子　荊芥　麻黄　大黄　甘草　水煎食後服

瀉肺散

桑白　葶藶子　玄參　旋覆花　地骨皮　桔梗　知母　黄柏　黄芩

菊花　朴硝　水煎食後服

瀉肝散

郁李仁　荊芥　甘艸　梔子　以水煎食後服

除翳掃雲散

當歸　防風　梔子　薄荷　川芎各二分　大黄三分　甘草　羌活各一兩七分　木賊

玄精粉各五分　研細末熱湯調下

谷精草散　專治翳落後用

谷精艸　防風　甘艸　研細末米飲調下

退血散　治眼睛痛腫者

歸鬚　赤芍　木賊　細辛　龍腦　研細末每四錢温湯調下

蒼朮散　治風目

蒼朮　姜蠶　蟬蜕　川芎　防風　荊芥　蔓荊子　白芷　夏枯草

甘草　研細末清茶調下

撥雲退翳丸　消膜

當歸 川芎 羌活 青相子 車前子 石決明煅 地骨皮 黃連 蒺藜

知母 枳殼各一兩 蔓荊子 石楠藤 谷精草 密蒙花 荊芥 薄荷各七分

木賊 菊花 瓜蔞子 烏藥各六分 甘草 川椒各四分 蟬蛻 石燕 石蟹各錢

右研末煉蜜為丸如梧子大每服四十丸食後濃湯下

退翳復明丸

人參五分 枸杞子 防風 蒺藜炒去刺 肉蓯蓉酒洗 兔絲子酒煮 赤芍各一兩五分 青相子

石斛草 木賊草 谷精草 密蒙花 石決明煅 熟地 白芍 玄參各一兩

蟬蛻 薄荷各七分 草決明炒 甘菊各五分 夜明砂錢 羚羊角 犀角各二分

右研末煉蜜丸如梧子大每服四十丸食後白湯下

羊肝丸

治肝虛風熱冷淚赤澀內外障眼

黃連三兩 當歸酒洗 熟地酒蒸 枸杞子 石決明煅 菊花 龍膽草 防風 牛膝

麥冬 羌活 黃柏各一兩 人參五分 青鹽七分 肉桂三分 柴胡一兩 羯羊肝一具焙乾

右研末煉蜜丸如梧子大每服五十丸或湯或酒下

石斛夜光丸 治神水散大昏如霧露眼前常見黑花覩成二久則光不收斂及內障神水淡白綠色

人參五分 枸杞子 兔絲子酒製 當歸酒洗各一兩五分 熟地酒蒸 石斛 草 夜明砂洗

川芎 青相子 枳殼 白茯 生地 蒺藜 肉蓯蓉酒洗 草決明炒 麥冬

天門冬 防風 黃連 牛膝各一兩 乾山藥 杏仁各七分 家菊 五味子

甘草各五分 犀角 羚羊角各三分

右研末煉蜜丸如梧子大每服四五十丸酒下或飲湯下

加減三花五子丸 治五臟風熱上攻肝虛頭痛眼見飛花或生翳障並皆治之

菊花 密蒙花 旋覆花 荊芥 夏枯草 升麻 木賊各七分 枸杞子

兔絲子酒煮 青相子 蟬蛻 黃芩酒洗 連翹 白茯去皮 石斛 中 羌活 藁本

黃柏 知母鹽水炒 防風 白芷各一分 草決明炒 石決明煅 蔓荊子 地膚子各八分

甘草六分 研末煉蜜丸如梧子大每服四十丸鹽湯下或酒下

地膚丸 治青盲不見物

地膚子炒 白蒺藜剉炒去刺 青相子 充蔚子 兔絲子酒浸一宿生用 草決明 車前酒浸炒 已上各二兩 大黃炒 黃蚕去足 細辛 黃連各一兩

右研末煉蜜丸如梧子大每二十丸溫酒送下

夜光柳紅丸 治諸般風毒眼生翳膜

人參五分 當歸酒洗 川芎 防風 荊芥 薄荷 細辛 白芷 蒼术米泔浸一日晒乾 南星 石羔 藁本 蒲黃 藿香 甘松 全蝎酒洗 川烏火泡 草烏薑湯泡去皮尖 以上各一兩 何首烏五分 羌活半兩 雄黃一兩爲衣

右研末煉蜜丸如梧子大雄黃爲衣每服三十丸清茶下

清涼丸 治小兒癍瘡入眼宜服

人參 白茯各五分 防風 黃芩 充蔚子 大黃 玄參各一兩

右研末煉蜜丸如梧子大每服二十丸空心清茶下

三黃瀉心丸 治肝熱

黃連 黃芩各二分 黃柏二兩炙過 加大黃三兩 研末米糊丸梧子大每服二三十丸淡竹葉煎湯下

小補陰丸

黃柏 知母各八分 加夜明砂五分一兩為衣如平不須加砂 研末法水為丸梧子大每卅丸茶下

涼膽丸 治眼昏花。

黃連 黃柏 地膚子 龍膽草 防風 荊芥 姜蚕

右研末煉蜜丸如綠豆大每六十丸薄荷湯下

椒黃丸 治上盛下虛。內外障翳。疼痛羞明。努肉漫睛。冷熱淚下。

川椒去子 熟地各一兩 研細末煉蜜為丸梧子大每三十丸溫米泔水送下

乳香川芎丸 治一切冷淚。

乳香各一 川烏去皮七个 白芷各一 白酒麹一塊

右研末、用雄猪胆汁、丸如粟米大、每用一丸、夜卧時、放於大眥、止淚神妙、

點眼丹膏類

清涼丹 甘石製過六分 硼砂五分 硃砂三分 麝香一分 冰片一分 研極細末聽用、

止淚丹 甘石一分 硼砂五分 銅綠半分 麝香八厘 冰片一分 研極細末听用、

散血丹 甘石一分 硃砂五分 硼砂 辰砂各五分 射香五厘 研極細末听用、

止癢丹 甘石一分 銅录五分 青鹽二分 硇砂製過一分 研極細末聽用、

開膜丹 硇砂五分 硼砂 青鹽各一分 研極細末听用、

去膜丹 點拿膜立效

甘石一兩製 珍珠一钱 珊瑚二钱 氷片三分 珠砂半钱 射香二分 硼砂一钱 蕤仁二钱 膽礬五分 青鹽

銅綠各五分 海螵蛸八分 硇砂二分製 黃丹二钱製過 研極細末听用

去翳膜丹

甘石五钱 珍珠六分 熊膽二钱八分在甘石內日乾 硼砂五分 珠砂一钱 銅綠七分 石燕一钱 石蟹五分用清水飛過

右研極細末听用

八寶丹 點如起翳主效

甘石一钱 熊胆三分 珍珠三分 琥珀二分 石燕七分 石蟹七分 珠砂六分 硼砂四分 蕤仁三分 射香二分

右研極細末听用

止痛丹

甘石一钱 兒茶五分 血竭二分 射香 氷片各一分 研極細末聽用

紫金錠子 點翳膜風熱俱効

甘石一钱製 珍珠 瑪瑙 辰砂 珠砂各二分 氷片一分 輕粉二厘五

右研極細末用製甘石藥水溜清的調錠子收貯候用或重翳多和後天開丹同用

天開丹

甘石 一錢　熊膽 五分用黃連薄荷湯浸開入甘石內日乾　珍珠 一分　硃砂 三分　硼砂 三分　膽礬 一分

青鹽 一分　硼砂 一分製過　乳香 二分製過　沒藥 三分製過

右研細末收藏聽用但此丹其效最速不可輕率須相症加減如翳膜重厚者獨用此丹稍輕者當和前紫金錠子同用故膜初生而輕則少用天開多和定子或時又而重則多用天開少用定子臨期應變自量加減至神至効

白龍丹　點赤目後生翳膜

芒硝 一錢　硃砂 一分　射香 一分　冰片 一分

右芒硝用白硝若許放於銷銀窩內用新瓦蓋口炭火溶化傾于碗中凝成塊白玉色者取起聽用併別藥同研細末

五消丹　點浮翳宿翳○霧膜遮睛痛眼○

食鹽（雪白者少許）置凈器中、空研如塵、以燈心滲鹽、輕手指定翳上、點二三次即不痛矣、

去老膜丹

硇砂（五分、上下瓦合定、泥固、文武火煅、過）龍骨（煅過三分）巴豆（去油三厘、用甘草水煮過）白丁香（飛過三分）共研細末用

陰丹　點翳膜眼、

甘石（一錢）珍珠　琥珀　瑪瑙　硼砂　熊膽　乳香　没藥　青鹽　胆凡

冰片　麝香（各一分）食鹽（五厘）共研細末、候用、

陽丹　點翳膜眼

甘石（一錢）珍珠　瑪瑙　琥珀　熊胆　雄黃　乳香　没藥（各五厘）射香（一分）

冰片（一分）共研細末用

光明丹　點眼光明

甘石一錢 珍珠 瑪瑙 雄黃 射香 氷片 研細末听用、

八寶雞仁膏 點一切翳膜○及風眼○

甘石 熊胆 銅綠 石燕 石蟹各一分 硃砂二錢 珍珠 雞仁各八分 珊瑚七分

琥珀六分 射香五分 氷片二分 黃丹三錢飛過 冬蜜八丹 黃連四丹 薄荷二丹

右十三味共研細末用連荷二味煎湯熬蜜、龍眼肉色取起候冷、加前藥末為膏、

磨翳靈光膏 點一切障翳○、

甘石 硃砂各二錢 珍珠 熊胆 黃丹各錢 石燕 石蟹 雞仁各五分 硼砂半錢

乳香 沒藥 雄黃各三分 白冬蜜六丹 黃連二丹 薄荷一丹五錢

右研細末用連荷煎湯熬蜜成龍眼肉色取起候冷加前藥末為膏、

碧雲膏 點雲翳○

銅青五分 輕粉三分 麝香一分 黃丹一錢 研末加煉蜜一両和前藥末為膏

長春膏 點撞破生翳膜眼○亦除翳膜○

生地汁　薄荷汁　冬青子汁　三味汁熬濃加蜜一兩熬成膏

勝金膏　治拳毛倒睫

阿膠 明者三五片　氷片 半分　射香 半分　將阿膠用水煎濃成膏候冷下氷射取起以罐盛之每時了用手蘸膏抹倒睫臉上為妙

曾青膏　治爛眩風

銅綠　百藥煎　等分入鍋內煆研為末用蜜調成膏臨卧少許抹在眼眩上以薄紙貼之來日即效

敷貼腫眼方

芙蓉葉 研末二分　細茶 研末一分　再煎細茶調二味為膏以紙托住貼于眼一宿其腫立退

又方　用猪腿精肉一斤以大黃磨濃水浸肉温煖貼眼腫處立退

又方　用胡葱葉搗爛温煖作餅貼眼其翳立退

摩頂膏　治眼眶疼或太陽疼、及眉骨痛、可摩可貼、

木香一兩　塩花半字　硃砂半　龍腦三分　子鵝脂　牛脂各一兩　以上四味研細末用鵝

牛脂熬滚、入末同熬成膏、若軟、再加黄占多寡用手攤、摩擦頭額諸痛處、或作餅

貼痛處俱効

搐鼻退翳方　單用草藥、一名茅粟金釵、以根搗爛、搐鼻、眼翳立消、

又方　用草、名鵝不食、打爛搐鼻、其翳立退、

搐鼻通関散　凡點藥、先用此搐鼻為妙、

楊梅皮　躑躅花根　薄荷葉　白芷　粉草　細辛各等分　牙皂少　麝香半分

右研細末、作丸搐鼻、或吹入鼻孔、能洗滌清上、

雄黄散　治頭風痛不可忍者、

雄黄　全蝎　薄荷　川芎　乳香　沒藥　牙硝　共研細末、吹入鼻孔、効、

縛手退翳方

苦胆菜　地薄荷　二味搗爛、溫煖、将手合掌向上、以患眼合手天府處、數藥縛住、其患立消、

又方　草名蛇苞、又名五爪龍、搗爛縛手天府穴、或縛手脉門、患立退、

又方　鵞不食草、亦可縛天府穴、患立消。

洗眼用藥類

洗眼要藥

倍子　秦皮　桑葉　槐枝　艾葉　冬青葉

五倍子　味　性溫研末泡湯洗眼去風止淚收爛瞼風退翳

秦皮　煎湯洗眼去風毒除翳膜收爛眩風冷淚

桑葉　煎湯洗眼去風熱止淚除昏止痛明目

槐枝　煎湯洗眼去風止淚明目

艾葉　煎湯洗眼或用氣薰能去風收爛眩風止冷淚

冬青葉　煎湯洗去風熱收眩風止冷淚

又方　不拘痛外障昏可洗　新鮮菊花或干菊煎湯

又方　可洗紅腫眼

桑白　木賊　防風　歸尾　黃連　側柏葉　生地　煎湯濾清洗眼主効

碧天丹　洗久年爛眩風癢極難當

銅綠五分　明礬　梧子各四分　海螵蛸二分　白蟮土四分　薄荷二分

右研為末分作六服用淡姜湯泡以帕濾清洗眼每日飯後洗之三次即安

金錢湯　洗近年爛眩風眼皮掀紅者

古銅錢七文生銹者　黃連二錢研末　白梅乾五分　將三味用好醋二盞於磁罐內煎至半盞夜臥時用絹帕淋洗眼冷用不換三日即愈

又方　洗時下乍發癢眼風以黃蛇草一名千里光煎洗

又方　黃連　黃柏　側柏　歸鬚　赤芍　防風　荊芥　木賊　菊花

右同煎濾清洗眼効

又方　黃連　黃柏　歸尾　滴滴金　同煎水洗

當歸飲　治流痛癢羞明怕日

當歸　黃連　生地　熟地　鬱金　杏仁　梔子　黃柏　赤芍

右分作兩服水煎熱洗

鵬雪膏　專洗翳膜○

大黃　黃連　秦皮　活石　等分為末每服一錢湯泡澄清洗眼明朗

又方　薰洗熱眼○

當歸　赤芍　生地　蔓菁花　黃柏　黃連　紅花　谷精草

右研末煎湯薰眼後微冷傾出洗眼

又方　專洗風眼○

用薄荷煎湯同淡淡老姜汁少許洗眼為妙

又方　經冬桑葉煎湯及桑樹燒灰泡汁洗眼　開日期于后

正月初八　二月初十　三月初五　四月初八　五月初八　六月初七

七月初七　八月初三　九月初十　十月初九　十一月初十　十二月廿二

又方　朴硝六錢煎湯澄清溫洗　開日期於後○

正月初一	七月初五
二月初八	八月初一
三月初四	九月十三
四月初五	十月十三
五月初五	十一月十六
六月初四	十二月初五

製藥品類

製爐甘石法

甘石三兩 用黃連二兩 薄荷 黃栢 歸鬚各一兩 赤芍 荊芥 生地 蒺莉各五錢

同煎湯濾清，以大碗盛住，將甘石於放銀罐內，用瓦蓋定，以炭火煉，如法好，取起傾於前藥湯內，若未落者，再煉數次，淬於湯內，取浮細者，澄底日乾取用。

製黃丹法

黃丹一兩 用黃連一兩 薄苛五錢 同煎湯濾清，以黃丹飛過，取浮者，再澄底，取起日乾

製硼砂法

用銅鍋盛貯，以三黃湯煮乾

製銅綠法

銅綠一两同蜜濃調塗於磁碗上以艾作條燒烟薰之

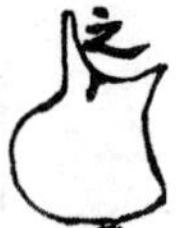

黑色爲

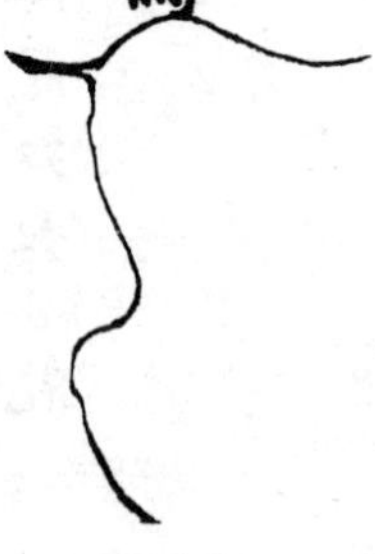

乳汁浸焙乾亦可用

眼科秘傳全書六卷終